Karen Frazier

Heilsteine für Einsteiger

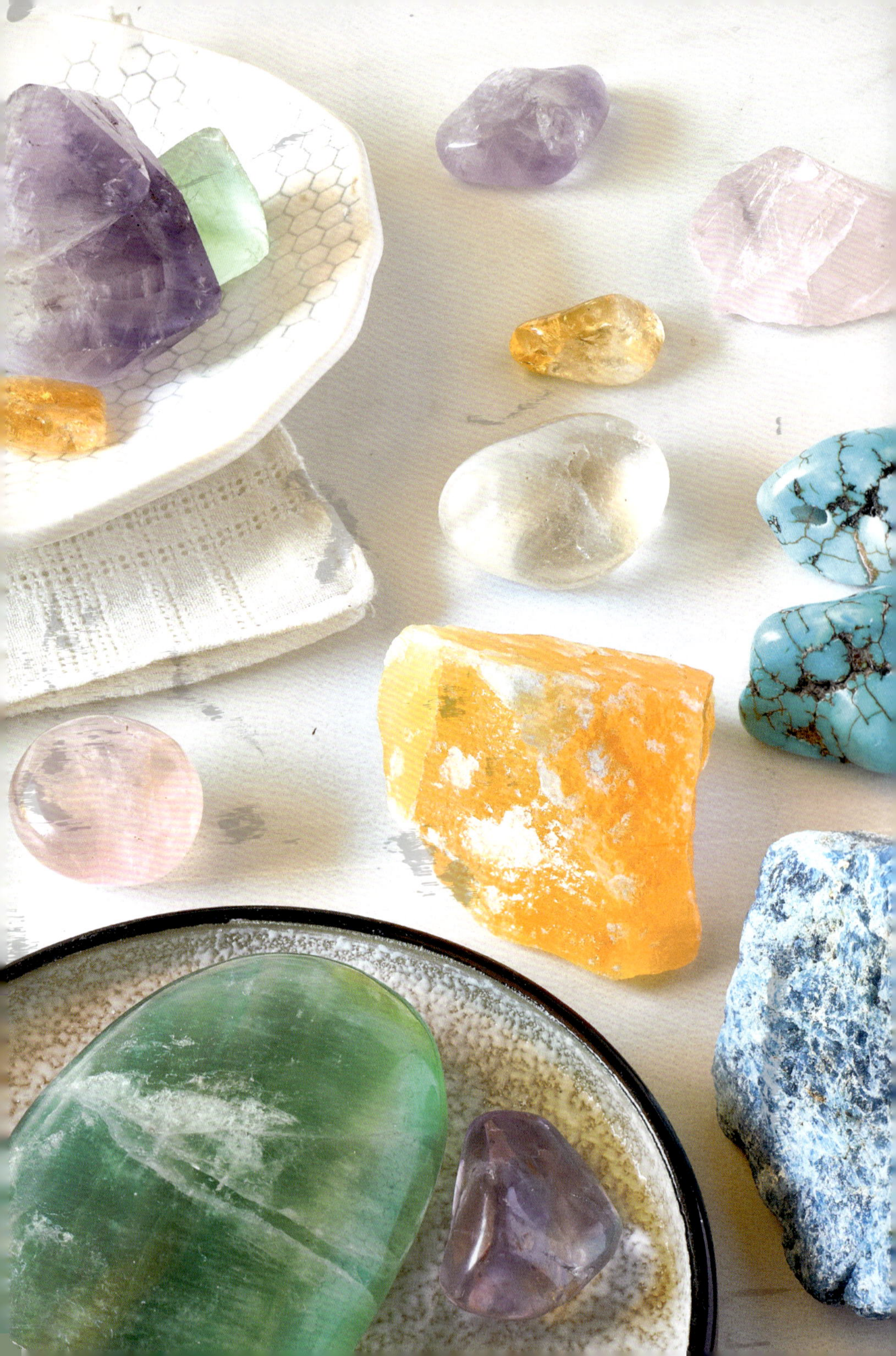

Heilsteine und Kristall-heilung: eine Einführung

KAPITEL 1

DIE MACHT DER HEILSTEINE

Edelsteine und Halbedelsteine erfahren seit Jahrhunderten in allen Kulturen enorme Wertschätzung, und zwar nicht nur wegen ihrer Schönheit, sondern auch wegen der einzigartigen Schwingungsenergien, welche die Heilprozesse von Körper, Seele und Geist unterstützen. In allen Gesellschaften, angefangen beim alten Mesopotamien und Ägypten über China bis hin zum antiken Griechenland, wurden Kristalle um ihrer Heilkräfte willen verwendet. Die Steinheilkunde wurde jahrhundertelang ausgeübt. In der Renaissance nahm es allerdings ab, weil man die Heilkräfte der Kristalle plötzlich guten oder bösen Engeln zuschrieb.

Vor etwa 40 Jahren aber erfuhr die Arbeit mit Heilsteinen einen neuen Aufschwung und erfreut sich seitdem als eine Form des Heilens mit Energien ständig wachsender Beliebtheit. Für unser modernes, wissenschaftlich geprägtes Denken mag es schwer vorstellbar sein, dass von einem Stein eine heilende Wirkung ausgehen soll. Diese erklärt sich durch die energetischen Schwingungen von Kristallen und deren Wechselwirkung mit anderen Energiefeldern, das menschliche eingeschlossen.

Was sind Kristalle?

Kristalle sind Elemente, die natürlich in der Erde vorkommen. Ein echter Kristall ist ein regelmäßig angeordneter Verbund von Bausteinen, die eine spezifische Gitterstruktur, genannt Kristallsystem, bilden. Bei Heilsteinen finden wir sechs solcher Gitterstrukturen (siehe nächste Seite). Es gibt auch eine Gruppe von als »amorph« bezeichneten Kristallen, bei denen es sich aber nicht um Kristalle im eigentlichen Sinn handelt, da sie keine innere Kristallstruktur besitzen. Zu dieser Gruppe zählen zum Beispiel Bernstein, Obsidian, Opal und Tektite (wie Moldawit). Von diesen Steinen weist jeder ganz spezifische Eigenschaften auf.

KRISTALLE UND FARBEN

Es ist absolut richtig, dass es zunächst an der Farbe des Edelsteins liegt, wie sehr du dich zu ihm hingezogen fühlst. Doch Farbe spielt auch eine wichtige Rolle, was die energetische und heilende Wirkung des Kristalls angeht. Welche Rolle, das werden wir uns später noch genauer ansehen, doch es gibt ein paar grundlegende Dinge, die man über Kristalle und ihre Farben wissen sollte. Ein Kristall verdankt seine Farbigkeit folgenden drei Faktoren:

- der Art und Weise, wie er das Licht absorbiert;
- seinen spezifischen mineralischen bzw. chemischen Bausteinen;
- den Verunreinigungen, die er eventuell enthält.

Verunreinigungen und Mineralstoffe beeinflussen, welche Wellenlängen des sichtbaren Lichts ein Kristall absorbiert und welche Farbe er dadurch zeigt. »Schluckt« ein Kristall zum Beispiel alles sichtbare Licht, dann erscheint er schwarz. Absorbiert er dagegen keinerlei Licht, dann erscheint er klar. Mit anderen Worten, Kristalle absorbieren Licht unterschiedlich, je nachdem, aus welchen mineralischen und chemischen Bausteinen sie bestehen bzw. welche Verunreinigungen sie enthalten.

KRISTALL, JUWEL, MINERAL ODER SCHLICHT STEIN?

Wenn die Rede auf Heilsteine kommt, hat man oft den Eindruck, dass die Leute die Begriffe *Kristall*, *Edelstein*, *Mineral* und *Stein* fast bedeutungsgleich nebeneinanderstellen. Tatsächlich werden manche Substanzen als Kristall oder Stein

Gitterstrukturen

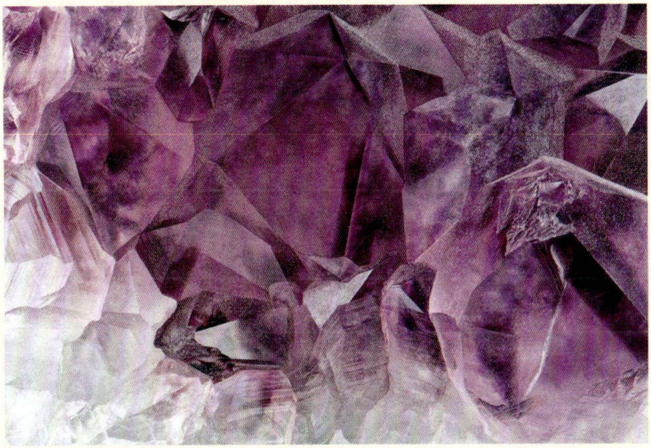

Heilsteine weisen die folgenden sechs Kristallgittersysteme auf:

HEXAGONAL: Die innere Struktur des Kristalls erinnert an ein dreidimensionales Sechseck. Hexagonal gebaute Kristalle unterstützen das Manifestieren von Dingen bzw. Erfahrungen.

KUBISCH: Die innere Struktur des Kristalls gleicht einem gleichseitigen Würfel. Solche Heilsteine sind Energieverstärker und können Situationen positiv beeinflussen.

MONOKLIN: Die innere Struktur des Kristalls gleicht einem dreidimensionalen Parallelogramm. Monokline Kristalle sind Schutzsteine.

RHOMBISCH: Die innere Struktur des Kristalls ist rautenförmig. Diese Kristalle reinigen, klären und lösen Blockaden.

TETRAGONAL: Die innere Struktur des Kristalls ist rechteckig. Diese Kristalle sind »Magneten«. Sie verstärken die Anziehungskraft von Objekten bzw. helfen dir, bestimmte Dinge anzuziehen.

TRIKLIN: Die innere Struktur des Kristalls ist trapezförmig und weist drei geneigte Achsen auf. Diese Kristalle wehren unerwünschte Energien ab bzw. helfen dir, Energien, die du bewahren willst, zu binden.

bezeichnet, obwohl sie keine Kristalle sind, wie das zum Beispiel beim Bernstein (versteinertes Baumharz) der Fall ist. Falls du dich fragst, was genau die Unterschiede sind, hier eine kurze Erklärung:

KRISTALLE: Ein Mineral, das im Inneren eine kristalline Struktur besitzt. Achat, ein hexagonaler Kristall, ist zugleich Mineral und Gestein.

EDELSTEIN: Ein Kristall, Mineral oder Gestein, das geschliffen und poliert wurde. Ein geschliffener Diamant (der sowohl Mineral wie auch Kristall und Gestein ist) wird auch als Schmuckstein bezeichnet. Die organischen Substanzen Bernstein und Perlen werden als Juwelen oder Edelsteine bezeichnet, sind aber weder Kristall noch Mineral oder Gestein.

MINERAL: Eine natürlich vorkommende Substanz von spezifischer chemischer Zusammensetzung mit einer hochgradig geordneten inneren Struktur, die kristallin sein kann oder auch nicht. Opal ist ein Mineral, besitzt aber keine Kristallstruktur. Er ist daher ein Edelstein und Gestein, aber kein echter Kristall.

GESTEIN: Ein Gemisch aus mineralischen Stoffen. Marmor zum Beispiel ist ein aus vielen verschiedenen Mineralien bestehendes metamorphes Gestein, das heißt ein Gestein, das sich im Laufe der Zeit unter Druck- und Hitzeeinwirkung gebildet hat.

Kristalle: Fundstücke oder Industrieprodukt?

Mit der ständig wachsenden Beliebtheit von Heil- und Schmucksteinen ist eine ganze Industrie entstanden, die Edelsteine im Labor züchtet. Diese Edelsteine werden typischerweise zu Schmuckstücken verarbeitet und weisen oft eine außergewöhnliche Größe, Farbe und Reinheit auf. Solche Schmucksteine sind billiger als natürlich gewachsene Kristalle.

Natürliche Kristalle bilden sich tief im Inneren der Erde über einen Zeitraum von Hunderten, Tausenden, ja Millionen von Jahren. Deshalb glauben viele Menschen, dass solche Kristalle eine unverfälschte, natürliche Energie besitzen. Laborkristalle wachsen schnell und ohne den positiven Einfluss der Erdenergie. Das heißt aber nicht, dass sie gar keine eigene Energie hätten.

Denn auch Laborkristalle besitzen eine Kristallstruktur, die Energie speichert. Manche Menschen finden, dass ihre Energie nicht so rein ist. Nun ändert sich aber die energetische Qualität von Kristallen, wenn wir sie benutzen. Daher kann ich mit Sicherheit sagen, dass jede Form von Kristallenergie sich verändert, sobald man mit ihr arbeitet. Der beste Rat, den ich dir geben kann, lautet daher, dass du eine Auswahl von verschiedenen Kristallen bereithältst und siehst, bei welchem Kristall du das Gefühl hast, dass er dir die Energie gibt, die du im Moment gerade brauchst.

Kristalle und elektrische Ladung

Buchstäblich alles im Universum besitzt Energie. Tatsächlich hat die Quantenphysik ja gezeigt, dass alle Materie auf ihrer grundlegendsten Ebene schwingende Energie ist. Das gilt auch für deinen Körper und natürlich für die Kristalle.

Der Mensch ist ein viel besserer Energiesensor, als du dir vorstellen kannst. Selbst Leute, die mit Energie bzw. Energieheilung nicht viel am Hut haben, spüren bisweilen, dass sie mit einem bestimmten Menschen »nicht auf einer Wellenlänge« sind. Wenn du diese Erfahrung machst, dann spürst du Energie und es wird dir bewusst, dass die energetische Schwingung dieses Menschen nicht mit der deinen harmoniert.

ENERGETISCHE RÜCKKOPPLUNG

Warst du schon mal mit einem Menschen im selben Raum, der so richtig mies drauf war und dich entsprechend runtergezogen hat? Nur weil du in der Nähe dieses Menschen warst? Oder hast du umgekehrt schon mal erlebt, wie sich deine Stimmung in Gesellschaft eines sehr positiv eingestellten Menschen besserte? Diesen Effekt bezeichnet man als energetische Rückkopplung. Die Schwingungssysteme zweier Menschen beeinflussen sich nämlich gegenseitig, bis sie am Ende gleichschwingen.

Nimm zum Beispiel deinen zirkadianen Rhythmus, auch bekannt als unsere »innere Uhr«. Dein zirkadianer Rhythmus schwingt sich auf den Tag-Nacht-Zyklus ein und sagt deinem Körper, wann es für ihn Zeit ist zu schlafen. Im Gehirn aller Säugetiere, genauer gesagt im Hypothalamus, sitzt eine Art Zentraluhr, die auf energetische Zeitgebersignale reagiert, sodass sie wissen, wann es Zeit zum Aufwachen bzw. zum Schlafen ist. Meine Zeitgebersignale zum Beispiel funktionieren prima. Ich brauche schon seit Jahren keinen Wecker mehr, weil meine innere Uhr offensichtlich sehr genau auf die Signale, die sie empfängt, abgestimmt ist.

ELEKTRISCHE EIGENSCHAFTEN VON KRISTALLEN

Ich bin eher der »Zeig mir das und rede nicht lang rum«-Typ. Ich weiß gern, wie und warum etwas funktioniert. Mit Kristallen ist das kein bisschen anders. Ein Punkt, den ich total spannend fand, als ich anfing, mich mit Kristallen zu beschäftigen, sind deren elektrische Eigenschaften, die ich dir hier vorstellen möchte.

PIEZOELEKTRISCHER EFFEKT

Von einem *piezoelektrischen Effekt* spricht man, wenn auf einen nichtleitenden Kristall (es gibt leitende und nichtleitende Kristalle) mechanischer Druck ausgeübt wird und dadurch eine elektrische Spannung entsteht. Quarz ist so ein piezoelektrischer Kristall, und das ist der Grund, warum er mit Vorliebe in Geräten wie Radios, Uhren und allem, was irgendwie mit Digitalschaltung funktioniert, verbaut wird.

PYROELEKTRISCHER EFFEKT

Pyroelektrische Kristalle wie zum Beispiel der Turmalin laden sich elektrisch auf, wenn man sie erwärmt oder abkühlt (laut ScienceDaily.com). Das *Journal of Physics* konstatiert, dass viele Apparaturen, unter anderem Energiewandler und Infrarotdetektoren (zum Beispiel Bewegungsmelder), allein durch diesen Effekt möglich werden.

SCHWINGUNGSENERGIE SPÜREN

Wie jede Form von Materie haben auch Kristalle ihre eigene Schwingung. Selbst der menschliche Körper weist eine eigene Schwingung auf, die Rückkopplungseffekten unterworfen ist, sobald sie mit anderen Schwingungsenergien in Kontakt kommt. Wenn du daher mit Kristallen arbeitest, kannst du dir diese Rückkopplung zunutze machen, um deine Energien von Körper, Seele und Geist zu wandeln. Dadurch kann sich möglicherweise auch die Schwin-

Kristalle in der Technik

Die technologische Nutzung von Quarzkristallen begann Ende des 19. Jahrhunderts, als erstmals der piezoelektrische Effekt von Kristallen nachgewiesen wurde. Als Grundstoff zur Herstellung von höchst präzise schwingenden Quarzoszillatoren kommt Quarz in vielen technischen Geräten und Anwendungen zum Einsatz, bei denen es auf höchste Präzision ankommt, wie zum Beispiel beim Echolot, bei Uhren, Amateurfunk und so weiter.

MILITÄRISCHE FUNKGERÄTE: Im Zweiten Weltkrieg benutzte das Militär Quarzoszillatoren, weil damit die Frequenzen von Funkgeräten genau eingestellt werden konnten, schreibt das Magazin *IEEE Transactions on Ultrasonics, Ferroelectrics and Frequency Control.* Diese Oszillatoren arbeiteten höchst präzise, eigneten sich aber nicht für die Massenproduktion.

UNTERHALTUNGSELEKTRONIK: In der Mineraliendatenbank der Minerals Education Coalition kann man lesen, dass Hersteller für Computerschaltkreise, Handys und ähnliche Geräte synthetische Quarze verwenden, welche die für diese Anwendungen nötige Reinheit besitzen. Und auf cnet.com heißt es, dass natürliche Quarze und andere piezoelektrische Kristalle in ihrer Rohform verwendet wurden, um einen einfachen Versuchscomputer zu bauen, mit dem zufällig erzeugte Licht- bzw. Tonsignale gesendet und empfangen werden konnten.

UHREN: Wegen der hohen Schwingungsgenauigkeit von Quarzoszillatoren werden diese in Uhren immer dort verwendet, wo es auf ganz präzise Zeitmessung ankommt. Laut The Watch Company ist der benutzte Quarz winzig, aber er schwingt so genau, dass die Gangabweichung nur wenige Sekunden pro Jahr beträgt.

gung des Kristalls ein wenig verändern. Da Kristalle generell ein höheres Schwingungsniveau aufweisen als der menschliche Körper, haben sie die Tendenz, dein Schwingungsniveau zu erhöhen. Wir Menschen profitieren von solch einem höheren Schwingungsniveau, weil es uns ermöglicht, uns spirituell weiterzuentwickeln und uns geistig, physisch und emotional in eine bessere Richtung zu bewegen.

So spürst du die Energie eines Heilsteins

Vermutlich hast du auch schon mal von Mystikern, Medien, Energieheilern und anderen Suchenden gehört, die sich total auf die sie umgebende Energie einschwingen und viele Stunden mit Meditation, Kommunikation mit dem Göttlichen und ähnlichen Dingen verbringen. Ich will dich hier keineswegs dazu bewegen, es diesen Leuten gleichzutun. Mir geht es vielmehr darum, Menschen, die ein ganz normales Leben führen, praktische Tipps zu geben, wie man durch die Arbeit mit Heilsteinen energetische Veränderungen für sich nutzen kann. Anders gesagt: Wie kannst du zu einem Heilstein eine sinnvolle Beziehung herstellen?

SEI OFFEN FÜR NEUE ERFAHRUNGEN. Ich kann verstehen, wenn du da zunächst mal skeptisch bist. Als ich zum ersten Mal selbst die Erfahrung machte, dass man mit einem Heilstein unmittelbar energetische Veränderungen bewirken kann, war ich so verblüfft, dass ein Lufthauch genügt hätte, um mich umzuwerfen. Ich glaubte doch nicht im Mindesten an solche Dinge. Hätte man mir an dem Tag, als ich loszog, um eine Ärztin (Energieheilerin) aufzusuchen, gesagt, dass sie einen Heilstein benutzen würde, um mich von einer hartnäckigen Halsentzündung zu kurieren, hätte ich vermutlich keinen Fuß vor die Tür gesetzt. Und das wäre wahrhaft sehr bedauerlich gewesen.

VERGISS ALLE VORGEFASSTEN MEINUNGEN. Geh stattdessen mit einem offenen, neugierigen Geist an diese Erfahrung heran und erzähl dir keine Geschichten, warum das Ganze funktioniert bzw. gar nicht funktionieren kann.

MACH DICH FREI VON SÄMTLICHEN ERWARTUNGEN. Ich habe festgestellt, dass der Raum meiner Erfahrung eingeengt wird, wenn ich bestimmte

Erwartungen habe. Daher versuche ich, ohne Erwartungshaltung in eine Erfahrung hineinzugehen. Denn möglicherweise hat das Universum viel Größeres mit mir vor, als ich mir selbst jemals ausmalen könnte. Statt dich also auf ein bestimmtes Ergebnis zu fixieren, erlaube dir bei der Arbeit mit einem Heilstein, ganz im Hier und Jetzt zu sein, und schau, wohin er dich führt.

FANG MIT EINEM HEILSTEIN AN, DER DICH STARK ANZIEHT. Wähle einen Kristall, der dich so richtig antörnt, um deine Arbeit mit Heilsteinen zu beginnen. Wenn es zufällig einer der Heilsteine ist, die ich später noch empfehlen werde, super. Wenn nicht, auch gut. Wenn du einen Heilstein findest, der dich zutiefst anspricht, dann benutze ihn für deine Heilarbeit. Sehr wahrscheinlich spricht dieser Stein dich aus einem ganz bestimmten Grund an.

Die Erfahrungen, die ein Mensch mit Heilsteinen macht, sind immer sehr persönlich und einzigartig. Ich kann zwar meine Erfahrungen mit dir teilen, letztendlich aber kommt es auf dich an und auf deine Erfahrungen. Daher möchte ich dich ermutigen, die ganze Sache einfach mal auszuprobieren und ganz offen zuzulassen, was du spürst. Nimm einen Heilstein und halte ihn in deiner Hand. Sei ganz präsent und beobachte, was geschieht. Sei offen für deine Gedanken, Gefühle und Empfindungen. Lass die Dinge einfach zu. Lass dich von deinen Erfahrungen überzeugen.

Vom Spüren zum Verändern

Was spürst du, wenn du einen Heilstein in der Hand hältst? Das hängt ganz von dir und dem Heilstein ab. Beobachte und registriere, was du wahrnimmst. Betrachte aufmerksam alle Gefühle und Gedanken, die in dir aufsteigen, alle körperlichen Empfindungen und alles, was sonst noch so passiert. Versuche nicht, etwas zu unterdrücken oder zu verbiegen. Lass einfach alles so, wie es ist.

Wenn du einen Heilstein mit offenem Geist einfach in der Hand hältst und registrierst, was passiert, ohne es zu blockieren, dann spürst du, wie sich etwas zu ändern beginnt, wie das Schwingungsniveau sich wandelt. Diese Veränderungen können sehr subtil sein, aber auch Erdbebencharakter haben. Egal was passiert, beobachte einfach und lass es geschehen. Diese einfachen Empfindungen sind es, die eine Veränderung anstoßen.

Was dem einen sein Kiesel, ist dem anderen sein Heilstein

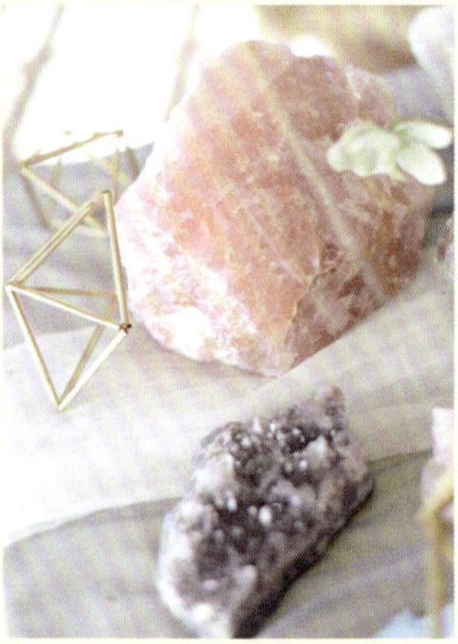

Nicht alle Menschen reagieren auf ein und denselben Heilstein auf genau die gleiche Weise. Mein Mann und ich haben einmal einen meiner Lieblingssteinläden in Portland aufgesucht. Während wir mit dem Ladenbesitzer plauderten, holte der ein Tablett mit Phenakiten hervor. Bis dato hatte ich Phenakit, einen Kristall mit einer sehr starken Schwingungsenergie, noch nicht gekannt, und als er das Tablett vor mich hinstellte (ich habe es nicht mal angefasst), spürte ich, wie meine ganze Energie nach oben und in den Kopf stieg. Mangels einer besseren Erklärung würde ich sagen, dass ich mich high fühlte. Mein Mann dagegen spürte überhaupt nichts. Wessen Erfahrung ist nun aussagekräftiger? Tatsächlich keine. Sie waren einfach nur anders. In meinen Kursen lasse ich häufig unterschiedliche Heilsteine herumgehen, damit die Teilnehmer sie in die Hand nehmen und beschreiben, was sie dabei spüren. Einige Menschen haben dabei ähnliche Empfindungen, andere ganz unterschiedliche. Zwei Menschen können mit genau demselben Kristall arbeiten und trotzdem ganz unterschiedliche Erfahrungen machen. Welche Erfahrungen du mit einem Kristall machst, hängt ab von deinem Blickwinkel und deinen Schwingungen, von deinen Bedürfnissen und Überzeugungen. Diese Faktoren dürften wohl bei jedem Menschen anders ausfallen, daher kommen auch ihre Erfahrungen in so unterschiedlichem Gewand daher. Genauso kann es sein, dass du A brauchst, dein Freund aber B, und trotzdem gibt exakt derselbe Heilstein jedem von euch genau das, was er braucht. Keiner von euch hat den Kristall richtig oder falsch verwendet. Ihr habt einfach nur mit demselben Kristall unterschiedliche Bedürfnisse erarbeitet.

Mythen über Heilsteine

Ich gebe vergleichsweise viele Kurse, in denen mir immer wieder bestimmte Mythen über Heilsteine begegnen. Hier möchte ich damit mal aufräumen:

MYTHOS 1: DAS PASSIERT ALLES NUR IN MEINEM KOPF.
Die Arbeit mit Heilsteinen ist dazu da, dich aus deinem Kopf herauszuholen und dir den Weg zu deinen Empfindungen zu weisen. Es ist nicht nötig, dass du rationale Erklärungen für das Funktionieren der Heilsteinarbeit suchst. Sie bietet dir einfach eine Gelegenheit nachzuspüren. Wenn dir der Gedanke keine Ruhe lässt, dass du dir alles nur einbilden konntest, dann achte mal einen Moment lang nicht auf deine Gedanken und richte deine Aufmerksamkeit darauf, welche Empfindungen der Stein in dir auslöst. Nach rationalen Erklärungen kannst du später immer noch suchen.

MYTHOS 2: WENN KRISTALLE HELFEN KÖNNEN, KÖNNEN SIE AUCH SCHADEN.
Kristalle schwingen mit einer bestimmten Energie, die auf deine Energie einwirken kann. Hierbei spielen Absichten und Einstellungen eine gewichtige Rolle. Wenn du an Kristalle mit der Erwartung herangehst, dass sie dir schaden, könnte dies tatsächlich zu negativen Erfahrungen führen, aber das trifft auf alle anderen Dinge genauso zu. Deine Überzeugungen haben immer einen Einfluss darauf, wie deine Erfahrung ausfällt und welche Resultate du erzielst, ob du nun mit Heilsteinen arbeitest oder ein Placebo bzw. ein Medikament einnimmst. Allgemein gesprochen ist es höchst unwahrscheinlich, dass du in irgendeiner Form Schaden nimmst, wenn du Heilsteine mit der Absicht benutzt, Energien so umzuwandeln, dass sie deinem Wohlergehen auf bestmögliche Weise dienen.

MYTHOS 3: ICH MUSS SPIRITUELL ODER NEW-AGE-ANHÄNGER WERDEN, UM MIT HEILSTEINEN ZU ARBEITEN.
Ich kenne niemanden, der weniger zum New Age neigt als mein Mann. Und doch trägt er Kristalle um den Hals, weil er am eigenen Leib erfahren hat, dass Kristalle bedeutende Veränderungen anstoßen können – was ihn zunächst einmal ziemlich verstört hat. Um mit Heilsteinen zu arbeiten, musst du weder spirituell noch zum New-Age-Jünger werden bzw. dich zu einer bestimmten Religion bekehren. Ebenso wenig verstößt die Arbeit mit Heilsteinen gegen

irgendwelche spirituellen oder religiösen Gebote. Alles, was du brauchst, ist ein offener Geist und der aufrichtige Wunsch, Veränderungen zu erfahren, die deinem höchsten und größten Gut dienen.

MYTHOS 4: HEILSTEINE MUSS MAN NICHT REINIGEN.
Da Kristalle die Tendenz haben, Energien zu absorbieren, ist es wichtig, dass man sie regelmäßig reinigt, um unerwünschte Energien zu entfernen. Mehr zum Thema Reinigen findest du in Kapitel 3.

MYTHOS 5: TEURE KRISTALLE SIND STÄRKER.
Quarze gehören zu den häufigsten und billigsten Kristallen überhaupt, und trotzdem sind sie auch mit die wirksamsten. Wie viel du für einen Kristall bezahlst, hat absolut nichts damit zu tun, wie gut er wirkt. Wichtig ist nur, welche Wirkung ein Heilstein auf deine Energie hat. Möglicherweise ist der billigste Heilstein genau der, denn du brauchst.

Der Fehler eines jeden Anfängers

Wenn du so gestrickt bist wie ich, willst du erst einmal alles über eine Sache wissen, bevor du sie ausprobierst. Natürlich kannst du die kommenden Monate damit verbringen, alles, was es an Informationen über Kristalle gibt, in dich aufzusaugen. Doch solange du nicht damit arbeitest, bleibt das alles reines Kopfwissen. Du hast zwar eine Menge Wissen gesammelt, aber die Kraft der Kristalle hast du immer noch nicht gespürt.

Wie auch immer, wenn dich die Neugierde packt, dann mach dich schlau, aber das sollte nicht auf Kosten der unmittelbaren Erfahrung gehen. Nimm irgendeinen Kristall. Einen, der dich stark anzieht. Steck ihn in deine Tasche. Trag ihn bei dir. Nimm ihn in die Hand. Und greif erst dann wieder zum Buch.

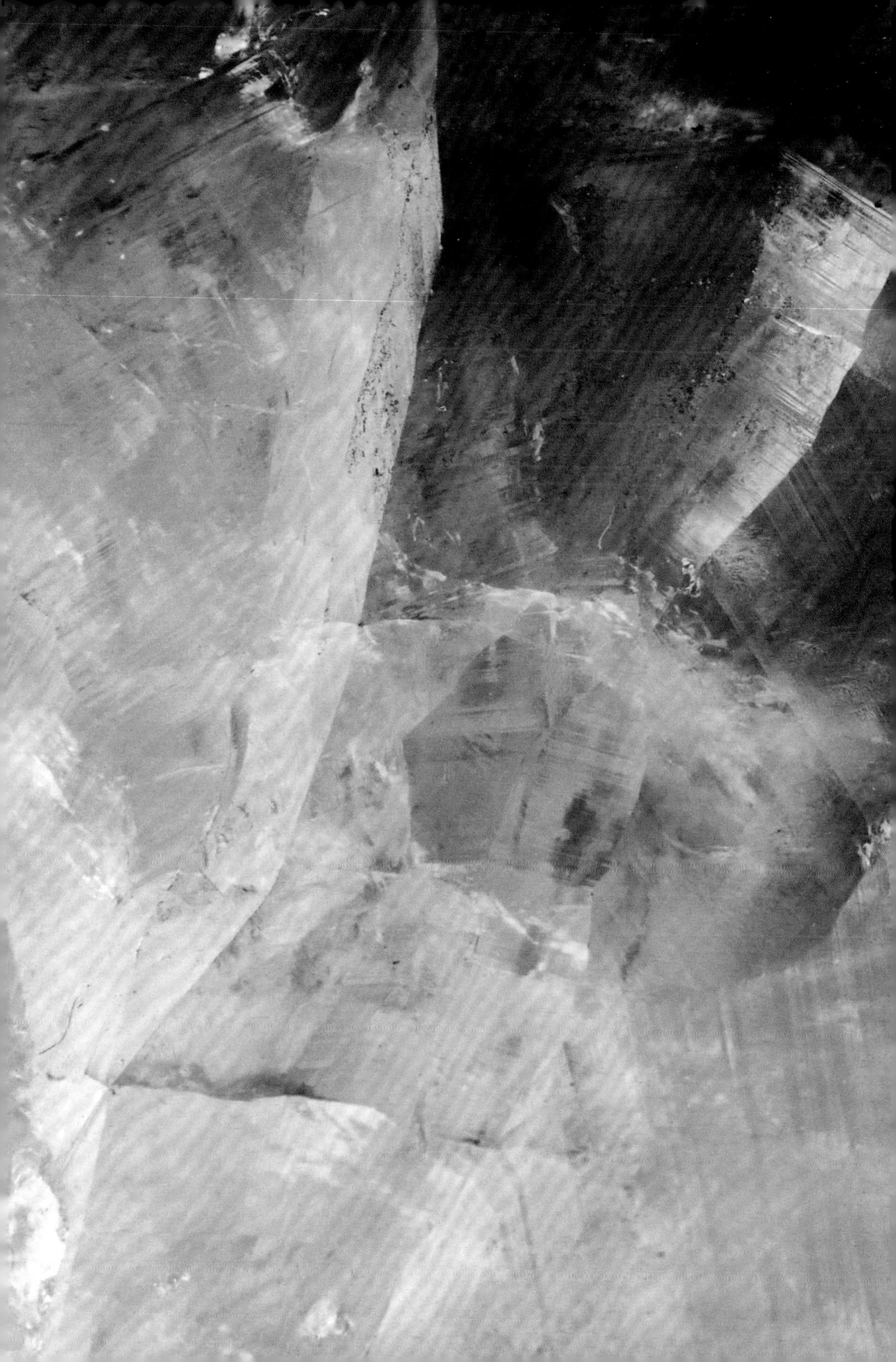

KAPITEL 2

WIE DU DEINE HEILSTEINSAMMLUNG AUFBAUST

Ob Schlafzimmer, Bad, Homeoffice oder Behandlungszimmer – bei mir liegen überall im Haus Heilsteine. Außerdem habe ich noch Kristalllampen, Kristallbuchstützen, Kristalluntersetzer und große Kristalldrusen. Diese Sammlung habe ich Stück für Stück über die Jahre zusammengetragen. Du musst aber nicht jede Ecke und jeden Winkel mit Heilsteinen bestücken, wenn du dir eine Sammlung aufbauen willst. Die deine kann vielleicht aus nur zwei Heilsteinen bestehen, wenn du zu diesen Steinen eine gute Beziehung hast. Worauf es ankommt, ist, dass du jeden Heilstein achtsam auswählst und dich dabei von diesem oder ähnlichen Büchern leiten lässt. Und natürlich von deiner Intuition.

Ich glaube ja, dass Heilsteine uns genauso auswählen, wie wir sie aussuchen. Manche treten vielleicht nur für eine gewisse Zeit in dein Leben, um dir bei der Lösung eines bestimmten Problems zu helfen. Andere verschenkst du vielleicht wieder, damit sie jemand anderem helfen können. Bestimmte Steine sammelst du vielleicht aus dem einfachen Grund, weil du sie schön findest. Auf jeden Fall werden sie ein fester Bestandteil deines Lebens. Warum auch immer du dich für einen bestimmten Heilstein entscheidest – jeder Grund ist ein guter Grund.

Bestandsaufnahme

Besitzt du vielleicht schon ein paar Heilsteine? Nein? Dann überspringe den nächsten Abschnitt. Ja? Dann bitte weiterlesen.

WENN DU WEISST, WELCHE STEINE DU HAST

Wie viel weißt du über ihre Eigenschaften? Lies, was in Kapitel 5 und 6 über die Heilsteine steht, die dort jeweils beschrieben sind. So erfährst du mehr über Eigenschaften und Anwendungsbereiche für deine Kristalle. Falls du Steine hast, die in diesem Buch nicht beschrieben sind, findest du auf Seite 194 Internetadressen mit nützlichen Informationen.

WENN DU NICHT WEISST, WELCHE STEINE DU HAST

Deine Heilsteine wirken auch, wenn du nicht weißt, wie sie heißen. Andererseits kannst du sie gezielter einsetzen, wenn du weißt, worum es sich handelt. Ab Seite 183 werden Heilsteine nach Farben geordnet aufgelistet. Kannst du damit deine Heilsteine nicht zweifelsfrei bestimmen, helfen dir möglicherweise die Internetadressen auf Seite 194 weiter.

Hast du deine Heilsteine erst bestimmt, sieh nach, ob dich vielleicht einer der zehn Powerheilsteine anspricht. Falls ja, ist das ein guter Einstieg, um deine Heilsteinsammlung weiter auszubauen.

Wo kann ich Heilsteine kaufen?

Bezugsmöglichkeiten für Heilsteine gibt es viele – ob ein richtiger Laden oder ein Onlineshop. Ich persönlich ziehe das gute alte Ladengeschäft vor, weil ich da die Steine in die Hand nehmen und ihre Energie spüren kann. Trotzdem erwerbe ich manchmal auch welche im Internet.

MINERALIENLÄDEN UND ESOTERISCHE BUCHHANDLUNGEN

In vielen Städten gibt es Läden, die Kristalle verkaufen. Im Branchenbuch stehen sie unter Mineralienhandlung, esoterische Buchhandlung oder Heilsteinladen. Wenn die Leute dort sich mit Heilsteinen auskennen, darfst du sie in die Hand nehmen, bevor du etwas kaufst.

MINERALIENTAGE

Mineralientage und Edelsteinschauen sind wunderbare Gelegenheiten, um Heilsteine zu kaufen, da Preis und Auswahl unübertroffen sind. Möglicherweise musst du Eintritt berappen. Da sie meist nur einmal im Jahr und nur für einige Tage stattfinden, musst du vorausplanen. Doch die meisten Händler auf diesen Messen besitzen Sachverstand und lassen dich die Steine anfassen, ehe du etwas kaufst.

ONLINESHOPS

Es gibt natürlich auch Onlinemineralienhändler, auch solche, die sich auf Heilsteine spezialisiert haben. Mein absoluter Lieblingsshop ist HealingCrystals.com. Auch auf Onlineplattformen kannst du fündig werden. Sieh dir aber die Referenzen des Händlers an, bevor du etwas kaufst, damit du sicher sein kannst, dass du es mit einem seriösen Anbieter zu tun hast.

Powerheilsteine

Grundsätzlich sind alle Kristalle heilkräftig, doch manche Heilsteine wirken kraftvoller und sind vielseitiger als andere. In Kapitel 5 werden wir uns mit diesen zehn Heilsteinen noch ausführlich beschäftigen. Betrachte sie im Moment einfach als deine Grundausstattung – wahre Powersteine, die jeder haben sollte.

1 **BERGKRISTALL:** Wenn du nicht weißt, mit welchem Heilstein du anfangen sollst, greif zum Bergkristall. Er verträgt sich mit jeder Art von Energie.

2 **RAUCHQUARZ:** Der Kristall, den ich am meisten verwende. Rauchquarz ist ein Manifestationsstein, der negative Energien in positive umwandelt.

3 **CITRIN:** Fördert Selbstachtung und Wohlstand.

Diese drei bilden ein kraftvolles Trio, mit dem du eine Vielzahl von energetischen Problemen bearbeiten kannst. Um deine Heilsteinsammlung aber vielseitiger zu gestalten, kannst du sie um die folgenden sieben Steine erweitern.

4 **ROSENQUARZ:** Unterstützt Liebe in all ihren Formen, bedingungslose Liebe ebenso wie die Liebe zwischen zwei Menschen.

5 **AMETHYST:** Stärkt deine Intuition, öffnet dich für höhere Führung und die Macht deiner Träume.

6 **SCHWARZER TURMALIN (SCHÖRL):** Ein Schutzstein, der dich erdet und negative Energien fernhält.

7 **REGENBOGENFLUORIT:** Vertieft deine Intuition, stärkt Liebe und fördert eine klare Kommunikation.

8 **8 KARNEOL:** Hilft dir, angemessene Grenzen zu setzen und aufrichtig zu sein. Fördert Kreativität.

9 **9 HÄMATIT:** Ein Schutzstein, der dich erdet und zentriert. Kann Energien anziehen, mit denen du dein Leben füllen möchtest.

10 **10 TÜRKIS:** Zieht Glück und Wohlstand an. Verleiht dir eine kraftvolle Persönlichkeit.

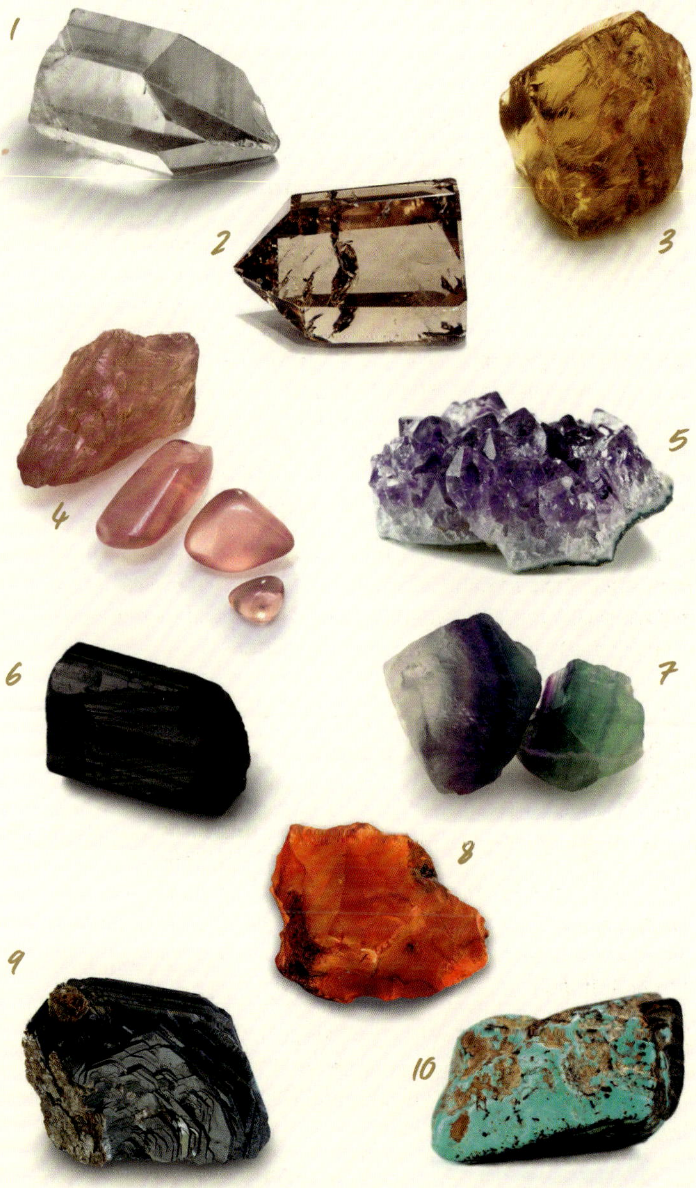
1
2
3
4
5
6
7
8
9
10

Kristalle und ihre Formen

Mineralienhandlungen und Onlineshops bieten Kristalle in zwei Grundformen an: in der Naturform (roh) oder poliert (als Trommelsteine bzw. geschliffen). Ich werde immer wieder gefragt, ob es energetisch einen Unterschied macht, ob ein Stein roh oder poliert ist. Im Allgemeinen wirken rohe Steine energetisch stärker, sind deswegen aber nicht unbedingt »besser«. Manche Leute brauchen auch die feinere Energie polierter oder geschliffener Steine.

ROHSTEINE

Rohsteine sehen weitgehend noch so aus, wie sie aus der Erde gekommen sind. Es kann zwar sein, dass man sie später zu kleineren Steinen gespalten hat, doch für gewöhnlich bleiben sie in ihrer ursprünglichen, unbearbeiteten Form. Bei Rohsteinen gibt es folgende Varianten:

BLÄTTER sind längliche, flache Steine mit kantiger Oberfläche wie zum Beispiel beim Kyanit (auch Disthen). Sie eignen sich gut als Handschmeichler. Das sind flache, glatte Steine, über die du mit dem Daumen streichen kannst, was beruhigt, vor allem, wenn du im Stress bist.

CLUSTER (Kristallstufen) sind Gruppen von Kristallen, die wie ein Rasen auf Matrixgestein wachsen (Bergkristall oder Amethyst). Mit diesen lässt sich die Energie in einem Raum effektiv lenken.

GEODEN sind Hohlräume im Gestein, in denen sich Kristalle gebildet haben. Sie sehen sehr dekorativ aus.

KRISTALLSPITZEN (Points) sind Steine mit einem flachen und einem spitzen Ende (Einfachender) oder mit zwei Spitzen (Doppelender). Das kommt zum Beispiel beim Rauchquarz vor (Einfachender) oder beim Herkimerkristall (Doppelender). Die Energie läuft immer auf die Spitze zu.

ROHKRISTALLE sehen aus wie Steine ohne erkennbare Form, zum Beispiel beim Achat. Je nach Größe lassen sie sich für wirklich alle Heilarbeiten verwenden.

KRISTALLSTÄBE sind lange, schmale Exemplare natürlicher Kristalle, die nicht von Menschenhand in diese Form gebracht wurden, wie sich zum Beispiel beim Selenit zeigt. Auch sie sind wunderbare Handschmeichler.

POLIERTE UND GESCHLIFFENE STEINE

Diese Steine sind immer glatt und weisen einen je nach Kristallart unterschiedlichen Glanz auf. Manche behalten ihre natürliche Form, werden nur glatt geschliffen. Andere werden je nach Kristallstruktur in verschiedene Formen gebracht und als Schmuckstein verwendet (siehe Seite 37).

Ein Stein, viele Namen

In den letzten Jahren hat man Heilsteinen immer wieder eigene Namen gegeben, weil man diese als Handelsnamen schutzen lassen konnte. Jeder dieser »geschützten« Namen entspricht einem Kristall, der ohne diesen sehr viel günstiger ist und die gleichen Eigenschaften besitzt. Zwischen den »Namenskristallen« und ihren gewöhnlichen Vettern gibt es absolut keinen Unterschied – außer natürlich im Preis. Üblicherweise wird ein Stein mit einem Handelsnamen und einer Handelsmarke versehen, weil er vom Grundstück des Verkäufers stammt. Aber wo der Stein herkommt, beeinflusst seine Wirksamkeit in keiner Weise.

- Amazonjade ist Amazonit.
- Aqua Terra Jaspis ist entweder aus Harz oder Onyx.
- Atlantisstein ist Larimar.
- Azeztulit hat dieselben Eigenschaften wie Bergkristall.
- Boji-Steine gibt es billiger, wenn sie aus Kansas kommen oder »Pop Rocks« heißen.
- Healerit ist gewöhnlich dasselbe wie Serpentin.
- Isis-Calcit ist die »Markenform« von weißem Calcit.
- Lemurian Light Crystals bzw. Lemurische Saatkristalle sind einfache Bergkristalle, häufig künstlich gezüchtet.
- Mani Stones bestehen aus schwarz-weißem Jaspis.
- Master Shamanite sind schwarze Calcite.
- Merkabite Calcit ist weißer Calcit.
- Ein »Revelation Stone« ist gewöhnlich aus rotem oder braunem Jaspis.
- Sauralite Azeztulit besteht aus milchigem Bergkristall aus Neuseeland.

- Sultanit ist Diaspor.
- Agape Crystals bestehen aus mehreren Kristallen: Bergkristall, Rauchquarz, Rutilquarz, Amethyst, Goethit, Lepidochrosit und Cacoxenit.

Wie du deinen Heilstein findest

Eben habe ich dir zehn Powerheilsteine vorgestellt und dir drei davon besonders ans Herz gelegt – was nicht heißen soll, dass du diese Steine kaufen musst. Suchst du Heilsteine für einen ganz bestimmten Zweck, dann blättere zur Anregung mal Kapitel 7 durch. Es gibt aber auch noch andere Wege, wie du für dich den richtigen Heilstein finden kannst.

AUSWAHL NACH KRISTALLSYSTEM

Jeder Kristall gehorcht einer bestimmten Gitterstruktur, die ganz bestimmte Eigenschaften mit sich bringt. In den Beschreibungen von Kapitel 5 und 6 findest du auch Angaben dazu. Es gibt folgende Kristallsysteme:

- Hexagonal: Diese Steine manifestieren Dinge und Erfahrungen.
- Kubisch: Solche Kristalle verstärken Energien und können Situationen zum Besseren verändern.
- Monoklin: So ein Heilstein schützt und bewahrt.
- Rhombisch: Diese Steine sind zuständig für Reinigung, Klärung, Lösung von Blockaden und für das Loslassen ganz allgemein.
- Tetragonal: Solche Kristalle dienen der Anziehung.
- Triklin: Mit diesen Steinen kannst du Energien einspeichern oder abwehren.
- Amorph: Diese »Kristalle« sind eigentlich keine, weil sie keine Gitterstruktur haben. Daher haben sie auch ganz unterschiedliche Eigenschaften.

Die Heilige Geometrie geschliffener Steine

Kristalle werden in die unterschiedlichsten Formen geschliffen. Auch diese weisen unterschiedliche Eigenschaften auf. Wenn du mit einem derart geformten Stein arbeitest, kannst du sowohl die Eigenschaften des Steines an sich als auch die Eigenschaften seiner heiligen Form in deine Bemühungen einbinden.

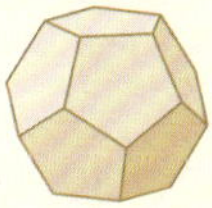

DODEKAEDER: Ein Körper mit zwölf Flächen, gewöhnlich aus regelmäßigen Fünfecken aufgebaut. Das Dodekaeder gehört zum Element Äther und schafft eine Verbindung zu höheren Sphären und zu deiner Intuition.

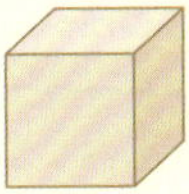

HEXAEDER: Ein Körper mit sechs Flächen, gewöhnlich ein Würfel. Das Hexaeder steht für das Element Erde. Diese Form erdet und stabilisiert uns.

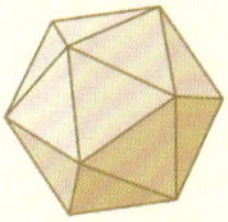

IKOSAEDER: Ein Körper mit 20 gleichseitigen Dreiecken, der zum Element Wasser gehört. Mit ihm kommst du in Fluss, er ermöglicht Veränderung.

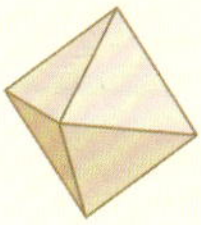

OKTAEDER: Ein Körper mit acht gleichseitigen Dreiecken. Das Oktaeder verkörpert das Element Luft und fördert Mitgefühl, Güte, Vergebung und Liebe.

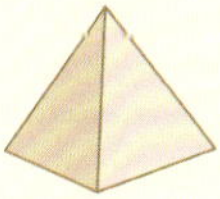

TETRAEDER: Ein Körper mit vier dreieckigen Seitenflächen wie bei einer Pyramide. Er repräsentiert das Element Feuer und schenkt Balance, Stabilität und die Fähigkeit, Veränderungen in Gang zu bringen.

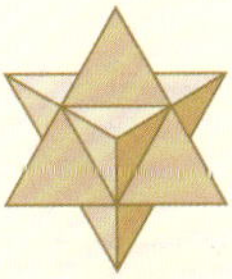

MERKABA: Ein 3-D-Stern, der alle fünf der oben genannten Vielecke enthält und so auch alle ihrer Eigenschaften anspricht. Außerdem steht er für die Energie der heiligen Wahrheit und ewigen Weisheit.

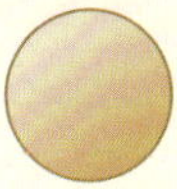

KUGEL: Die Kugel bringt die Energie der Ganzheitlichkeit, Vollständigkeit und des Einsseins mit sich.

AUSWAHL NACH FARBE

Die Bedeutung der Farbe hat keineswegs nur mit persönlichen Vorlieben zu tun. Jede Farbe besitzt ihre eigene Schwingungsenergie und heilsamen Qualitäten. Wir werden uns im nächsten Kapitel näher mit diesen Dingen auseinandersetzen. Wenn du bei deiner Auswahl sowohl das Kristallsystem als auch die Farbe berücksichtigst, kannst du den Heilstein, mit dem du arbeiten willst, schon recht gezielt für bestimmte Themen auswählen.

AUSWAHL NACH GEFÜHL

Ich suche mir meine Kristalle stets nach dem Gefühl aus, das sie mir vermitteln. Ich halte sie in der Hand und achte darauf, welche Empfindungen ich dabei habe: angenehm oder unangenehm, schwer oder leicht und was sich dabei noch so alles bemerkbar machen kann. Empfinde ich diese Signale insgesamt als angenehm, kaufe ich den Stein. Wenn nicht, lasse ich es sein.

Das soll allerdings nicht heißen, dass du nie wieder mit einem solchen Stein arbeiten kannst, wenn er dir einmal ein schlechtes Gefühl vermittelt hat. Deine Bedürfnisse verändern sich und mit ihnen der Widerhall, den der Stein in dir hervorruft. Achte möglichst genau darauf, ob du dich von einem Stein angezogen fühlst, ohne dass sein Aussehen dich fasziniert. Wenn ein Stein dich ruft, vertrau darauf, dass der Kristall sich dich ausgesucht hat.

Arbeit mit Kristallpaaren

Bestimmte Weine passen zu bestimmten Gerichten besser als andere. Und manche Steine bieten, wenn man sie zusammen benutzt, mehr als die Summe ihrer Teile. Kristalle, die gut zusammenpassen, haben Energien, die sich ergänzen. Das kann dir helfen, deine Energie besser zu fokussieren. Jeder Heilstein wird verstärkt, wenn du ihn mit einem Bergkristall benutzt. Hier noch ein paar Verbindungen, die für uns gute Arbeit leisten:

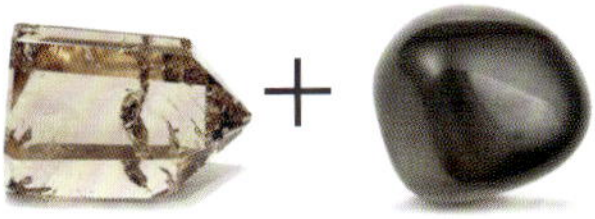

RAUCHQUARZ und APACHENTRÄNEN (eine Form des Obsidians) – diese Kombination ist gut für Menschen in Trauer. Apachentränen helfen, Trauer zu bewältigen, während der Rauchquarz negative Energie in positive verwandelt.

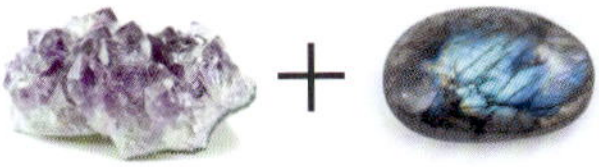

AMETHYST und LABRADORIT verhelfen dir zu einem erholsamen Schlaf. Amethyst hilft sehr gut gegen Schlaflosigkeit, der Labradorit löst Albträume auf und schenkt dafür positive Träume.

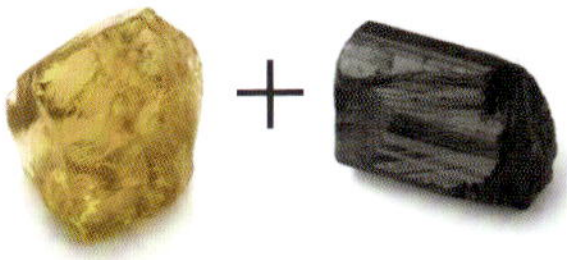

CITRIN und SCHWARZER TURMALIN können deinen Wohlstand mehren. Citrin ist der Stein des materiellen Gedeihens. Der schwarze Turmalin erdet und blockiert negative Energie. Das kann helfen, Gedanken zu überwinden, die den Zugang zu Wohlstand erschweren.

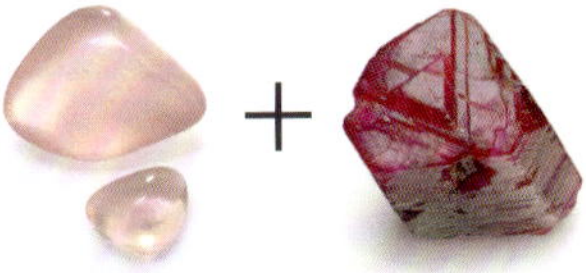

ROSENQUARZ und RUBIN oder GRANAT ist eine auszeichnete Kombination für Beziehungen. Rosenquarz unterstützt sämtliche Formen der Liebe, das gilt auch für Rubin und Granat. Letztere allerdings können dich auch erden, was gerade dann wichtig ist, wenn einen die Liebe in den siebten Himmel katapultiert. Mit dieser Kombination verlierst du dich nicht in der Liebe.

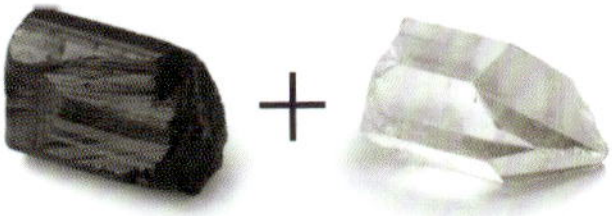

SCHWARZER TURMALIN und BERGKRISTALL gleichen männliche und weibliche Energien aus. Sie verhelfen dir zum freien Fluss einer ausgewogenen Energie.

Die Höhle der Kristalle

Wenn du dich für die größten Kristalle auf dem Planeten interessierst, solltest du mal nach Mexiko reisen, in die Cueva de los Cristales (Kristallhöhle) in Chihuahua. In der weitläufigen Höhle finden sich riesige Selenit-(Gips-)Kristalle. Sie wurden im Jahr 2000 entdeckt, als zwei Brüder in der Naica-Mine ungefähr 300 Meter unter dem Erdboden Bohrungen anstellten.

Die Kristallhöhle ist die Heimat riesiger klarer und milchiger Kristalle, die sich in der Haupthöhle vom Boden bis zur Decke erstrecken. Die Kristalle sind häufig mehr als zehn Meter lang. Der bislang größte maß zwölf Meter und hatte einen Durchmesser von vier Meter. Er wiegt schätzungsweise 55 Tonnen. Die spezielle Kombination von Wärme (circa 60 Grad Celsius) und Luftfeuchtigkeit (gut 99 Prozent) in dieser Höhle ließ die Selenitkristalle so enorm wachsen.

Sieben Tipps für den Kauf von Heilsteinen

Für mich ist der Kauf von Kristallen eine Tätigkeit, die an sich schon sehr erfüllend ist. Ich mache daraus ein Fest, weil ich es liebe, die einzelnen Läden zu durchstöbern und Heilsteine zu finden, die mich ansprechen. Hier meine wichtigsten Tipps für einen Ausflug der besonderen Art:

1. **Erde dich vorher.** Viele Menschen empfinden die Energie eines solchen Steinladens als verwirrend. Bevor du deinen Kristallgarten betrittst, schließe die Augen und stell dir vor, wie Wurzeln aus deinen Fußsohlen in die Erde wachsen. Wenn du im Laden das Gefühl hast, dass all diese Energie dir zu Kopf steigt, nimm einen schwarzen Stein in die Hand und halte ihn, bis das Gefühl verschwunden ist.

2 **Frage nach.** Wenn du eine Edelsteinausstellung, eine Messe oder einen Kristallladen besuchst, wirst du dort vermutlich auf Sachverständige treffen, die dir helfen können, den richtigen Kristall für dich zu finden. Im Normalfall freuen sich diese Leute, dir Auskunft geben zu können. Du lernst dabei eine ganze Menge. Lass dir diese wichtige Informationsquelle nicht entgehen.

3 **Lass dich von deiner Intuition lenken.** Bleib achtsam. Wenn du dich von einem bestimmten Stand, einer bestimmten Ecke angezogen fühlst, dann geh dahin. Welcher Heilstein ist es, der dich ruft? Auf diese Weise kannst du quasi intuitiv shoppen.

4 **Nimm die Heilsteine in die Hand.** Fass jeden einzelnen Stein, den du kaufen möchtest, vorher an. Achte darauf, welches Gefühl du dabei hast. Wenn man dir das nicht erlaubt, kaufst du besser woanders.

5 **Überprüfe die Referenzen des Händlers.** Stell ruhig ein paar Nachforschungen an, bevor du diesen Händler aufsuchst. Such im Internet nach Bewertungen (Yelp) oder frag Freunde und Bekannte, ob sie schon mal dort waren. Und studiere die Bewertungen der Onlinehändler gründlich.

6 **Kauf nicht gleich das erste Stück, das dir ins Auge sticht.** Angesichts all dieser hübschen, schimmernden Steine ist man schnell überwältigt und greift einfach nach dem erstbesten. Ich verstehe das! Aber schau dich lieber noch einmal um. Das gilt vor allem, wenn du auf Edelsteintagen oder -messen bist. Vergleich die Preise der einzelnen Anbieter, damit du das beste Angebot für den Stein findest, mit dem du arbeiten möchtest.

7 **Lass dich nicht von schönen Namen blenden.** Wenn dir der Name eines Steins unbekannt vorkommt, frag den Händler, ob es sich dabei um einen Markennamen handelt. Wenn ja, schau dich lieber nach der gewöhnlichen Version desselben Steins um. Zücke dein Smartphone und schlag nach. Dann findest du gewöhnlich auch heraus, aus welchem Mineral der Stein tatsächlich besteht. Es gibt im Übrigen auch Apps dafür. (Gib im App-Store einfach »Heilsteine« ein.)

KAPITEL 3

MIT STEINEN HEILEN

Du bist mehr als nur dein Körper. Du hast einen Geist, hast Gefühle und auch einen spirituellen Anteil, den manche Menschen als »Seele« oder als »höheres Selbst« bezeichnen. Zwischen diesen drei Aspekten deiner selbst fließt Energie. Um wahrhaft gesund zu sein, müssen wir uns um alle drei Anteile unserer Persönlichkeit kümmern. Du bist gesund an Körper, Geist und Seele, wenn die Energie in allen drei Bereichen frei fließen kann. Dazu musst du Energie ableiten, wenn ein Überschuss besteht. Sie verstärken oder zuführen, wenn zu wenig Energie da ist. Und Blockaden beseitigen, die den Fluss hemmen. Sonst kann deine Energie nicht auf der Frequenz schwingen, welche für die Gesundheit von Körper, Geist und Seele optimal ist. Heilsteine können den Energiefluss auf allen drei Ebenen unterstützen, um dir zu mehr Gesundheit und Wohlbefinden zu verhelfen.

Was Heilsteine heilen können

Worin genau besteht die heilende Wirkung eines Kristalls? Welche Art der Heilung schenkt er dir? Heilsteine sind nicht die Ursache der Heilung. Vielmehr schwingen sie sich auf die Energie deines Körpers ein, die entweder schon da ist und/oder die er aufgenommen hat. Die Ursache der Heilung aber bist du, weil du diese Energie aufnimmst.

KÖRPER

Dein Körper ist der physische Aspekt deiner selbst. Heilsteine helfen, die Energien des Körpers ins Gleichgewicht zu bringen und dadurch körperliche Veränderungen anzustoßen. Sie können Kopfschmerzen positiv beeinflussen, Müdigkeit und Erschöpfung und ähnliche Leiden beseitigen. Ich habe sogar schon erlebt, wie Heilsteine eine hartnäckige Halsentzündung beseitigt haben. (Vorsicht: Wende Heilsteine niemals innerlich an. Und verwende Heilsteine immer nur als zusätzliche Unterstützung, auf keinen Fall statt einer Behandlung durch den Arzt.)

GEIST

Dein Geist hat sowohl eine körperliche Seite (Gehirn und Nervensystem) wie auch eine nichtmaterielle (Gefühle, Träume, Gedanken etc.). Die Schwingung der Heilsteine trägt dazu bei, die Energie des Geistes auszubalancieren, was dann zur Heilung führt. Das gilt vor allem für Stress, emotionale Probleme, Schlaflosigkeit, Albträume, Ängste, Depressionen, Trauer und Mangel an Antriebskraft.

SEELE

Die Seele oder das höhere Selbst ist jener Teil deiner selbst, der ganz immateriell ist. Heilsteine helfen hier, spirituelle Energien ins Gleichgewicht zu bringen, zum Beispiel Glaubensinhalte, bedingungslose Liebe, Vergebung und Mitgefühl. Sie erleichtern auch die Kommunikation mit dem höheren Selbst bzw. der Seele oder einer höheren Macht.

Kristalle reinigen

So wie du dich energetisch auf einen Heilstein einschwingst, nimmt auch der Stein Energien aus der Umgebung auf. Wann immer jemand mit einem Kristall arbeitet, ihn auf Reisen mitnimmt oder ihn auch nur im emotionalen Umfeld seines Heims belässt, ändert sich die Schwingungsenergie des Steins leicht. Um diesen Effekt wieder auszugleichen, ist es wichtig, Heilsteine regelmäßig zu reinigen. Jede der unten aufgeführten vier Methoden ist höchst wirksam. Ich persönlich reinige am liebsten mit Klang oder Salbeirauch.

IM MONDLICHT: Mondlicht reinigt jeden Heilstein. Leg deine Steine ans Fenster oder vielleicht sogar irgendwo draußen in freier Natur an eine geschützte Stelle.

IM QUARZBETT: Wenn du eine große Bergkristalldruse hast, kannst du andere Steine darin reinigen, wenn du sie einfach zwölf oder 24 Stunden drin liegen lässt.

KLANGREINIGUNG: Ich habe Klangschalen aus Kristall und Messing. Falls du Klangschalen besitzt, schlage sie an und halte den Kristall in die schwingende Schale.

RÄUCHERN MIT SALBEI: Zünde ein Räucherbündel aus Salbei oder ein Räucherstäbchen an und verteile den Rauch um den Stein herum. So kannst du mehrere Steine zugleich reinigen. Ich persönlich schätze das sehr.

NICHT MIT SALZ ODER WASSER: Häufig liest man, man solle Heilsteine in Meersalz, Wasser oder Salzwasser reinigen. Das empfehle ich nicht, denn Salz, Salzwasser oder Wasser können bestimmte Steine schädigen. Ganz besonders schädlich ist das bei folgenden Steinen:

- Bernstein
- Calcit
- Kyanit
- Malachit
- Mondstein
- Opal
- Selenit
- Topas
- Selenit
- Topaz

Heilsteine programmieren

Bei jeder Form von Energiearbeit spielt deine Absicht eine ganze wesentliche Rolle. Du musst das nicht unbedingt machen, aber frisch gereinigte Kristalle lassen sich gut programmieren, indem du eine bestimmte Intention setzt, wenn du mit einer bestimmten Energie arbeiten möchtest. Das ist vor allem dann hilfreich, wenn du noch nicht so viele Kristalle besitzt. Bergkristall beispielsweise kommt wirklich mit jeder Energie zurecht. Programmierst du ihn aber mit einer bestimmten Absicht, kann er dir dabei viel kraftvoller helfen. Um Kristalle zu programmieren, gehst du wie folgt vor:

HALTE DEN HEILSTEIN IN DEINER GEBENDEN (DOMINANTEN) HAND: Schließe die Augen und stelle dir deine Absicht ganz genau vor. Willst du Wohlstand fördern, wiederhole die Affirmation: »Ich bin wohlhabend.« Halte dabei deinen Kristall in der Hand.

STELL DIR VOR, WIE SICH DEINE ABSICHT IN LICHT VERWANDELT: Ein Licht, das durch deinen Arm und deine Hand in den Heilstein eindringt. Mache dies drei bis fünf Minuten lang.

Heilsteine pflegen

Je besser du deine Heilsteine pflegst, umso besser können sie dich unterstützen. Auf diese Weise bewahrst du ihre höchste Schwingungsenergie. Geh dabei wie folgt vor:

REINIGE SIE MINDESTENS EINMAL IM MONAT: Ich empfehle dies vor allem für die Zeit um den Vollmond. Das kann man sich auch gut merken. Du solltest sie auch reinigen, wenn sie intensive Arbeit geleistet haben. Und wenn du sie zum ersten Mal nach Hause bringst.

BEWAHRE SIE SORGSAM AUF: Wickle sie in Stoff oder Seidenpapier ein. So verkratzen sie nicht und behalten ihre Schwingungsenergie.

WENN DU SIE ZUM ANSCHAUEN HINLEGST, STAUBE SIE REGELMÄSSIG AB: Ein Mikrofaser- oder Baumwolltuch reicht schon aus. Du kannst sie auch regelmäßig mit einem Swiffer abstauben. Auf keinen Fall solltest du etwas verwenden, was an der Oberfläche kratzt oder reibt.

Mit welchem Heilstein sollst du arbeiten?

Ist deine Heilsteinsammlung schon angewachsen, dann musst du herausfinden, welcher Stein dir an einem bestimmten Punkt am besten nützt. Dazu gibt es verschiedene Wege.

FRAGE DICH: »WELCHEN HEILSTEIN BRAUCHE ICH?«: Und sei achtsam, was die Antwort angeht. Diese Methode verwende ich meistens, denn häufig ist es so, dass das, was der Heilungsprozess erfordert, nicht wirklich das ist, was mir vorschwebt. Mit dieser Frage kannst du dich von vorgefassten Ideen frei machen.

LIES, WAS BÜCHER ÜBER DIE HEILKRÄFTE DER STEINE SCHREIBEN: Wähle den Stein nach den Angaben aus, die du in diesem Buch oder in anderen Heilsteinlexika findest. Wähle nach Farbe und Kristallgitter, aber auch nach den zu bearbeitenden Themen aus. So findest du den Stein, der für diesen Augenblick und dieses Problem der richtige ist.

MACH EINEN MUSKELTEST: Leg den Heilstein irgendwo auf deinen Körper. Dann streckst du den Zeigefinger deiner dominanten Hand aus und drückst mit dem Mittelfinger derselben Hand darauf. Widersteht der Zeigefinger dem Druck, brauchst du diesen Stein im Moment nicht. Widersteht er ihm nicht, dann hast du den richtigen Heilstein für dieses Problem gefunden.

VERTRAU DEINEM GEFÜHL: Nimm einfach den Heilstein, der dich im Moment anspricht.

Praktische Tipps für die Arbeit mit Heilsteinen

Heilsteine lassen sich auf vielfältige Weise nutzen. Eine weit verbreitete Methode ist: Halte den Heilstein in der Hand oder leg ihn auf deinen Körper und meditiere. Aber natürlich gibt es da noch mehr Möglichkeiten. In den Kapiteln 5 bis 7 findest du weitere Anregungen. An dieser Stelle möchte ich dir nur ein paar allgemeine Tipps mit auf den Weg geben.

- Stell Kristallelixiere her. Leg saubere, gereinigte Heilsteine in eine Glasschale oder einen gläsernen Krug mit Quellwasser und stelle das Ganze zwei Stunden in die Sonne. Dann nimmst du die Kristalle heraus und trinkst von dem Wasser so viel, wie du zu brauchen meinst. Bitte verwende aus Sicherheitsgründen keinen der Steine, die ich auf Seite 26 aufgeführt habe. Außerdem solltest du darauf achten, dass die Kristalle, die du verwendest, frei von Staub und Schmutz sind.

2 Befestige mit Klebstreifen einen Fluorit unter der Sitzfläche deines Stuhls im Arbeitszimmer. Das hilft dir, konzentriert zu bleiben.

3 Wann immer du einen Kreativitätsschub brauchst, trag einen Karneol in der Hosentasche mit dir oder streife dir ein Karneolarmband über.

4 Hast du ein erstes Date? Möchtest Du einen Heiratsantrag machen oder hast du andere romantische Vorhaben, die einen glücklichen Ausgang nehmen sollen? Trage einen Rosenquarz an einer langen Kette, sodass der Stein direkt an deinem Herzzentrum liegt.

5 Leg Heilsteine, die nicht wasserempfindlich sind, in dein Badewasser. Vergiss nicht, sie herauszunehmen, bevor du das Wasser ablässt.

6 Plagen dich negative Gefühle oder hast du zu wenig Schwung? Dann brauchst du Bernstein, der Glück und Energie schenkt. Trage ihn direkt auf der Haut – als Armband oder Ring –, um dir einen Kick zu verpassen.

7 Leg mit Steinen für positive Energie – wie den Rauchquarz – oder solchen, die negative Energie aufnehmen – wie den schwarzen Turmalin –, einen Ring um dein Heim, deine Wohnung oder deine Bleibe, um so viel Negativität wie möglich abzuhalten. Du kannst dazu preislich günstige Trommelsteine oder Kristallperlen verwenden.

Welche Veränderungen du erwarten kannst

Wenn wir Energiearbeit leisten, dann richtet diese Energie sich stets auf das aus, was für uns das höchste und größte Gut ist. Manchmal wünschen wir uns eine Veränderung, die nicht wirklich gut für uns ist. Also lass alle Erwartungen an das Ergebnis deiner Arbeit los. Öffne dich für das, was für dich am besten ist. Wenn wir bestimmte Erwartungen hegen und daran festhalten, begrenzen wir die Ergebnisse, denn was wir uns vorstellen können, ist gewöhnlich kleiner und schwächer als das, was das Universum mit uns vorhat. Und manchmal kommt unser größtes Gut in für uns völlig unerwartetem Gewand daher.

Absichten setzen

Bei meiner Energiearbeit fällt sehr häufig folgender Satz: »Die Absicht ist alles.« Dein Geist ist es, der die Realität prägt. Gedanken, Worte und Handlungen beeinflussen, was du Wirklichkeit werden lassen kannst. Und dieser Prozess beginnt mit der Absicht, die du für dich fasst.

Eine klare Absicht zu formulieren ist ein extrem kraftvoller Weg, um mit Heilsteinen zu arbeiten. Wenn du mit Kristallen an bestimmten Themen in deinem Leben arbeitest, dann steht dahinter unausgesprochen die Absicht, diese Bereiche zu heilen. Wenn du diese Absicht in Worte fasst und ihr eine Stimme gibst, lädst du sie mit mehr Energie auf.

Und es ist wirklich einfach, eine Absicht festzusetzen. Überleg dir, was du sein möchtest bzw. welche Erfahrung du machen willst. Dann formuliere deine Absicht so, als hättest du dies längst erreicht. Kehren wir wieder zum Wunsch nach Wohlstand zurück. Du sagst: »Ich bin wohlhabend.« Nicht: »Ich möchte wohlhabend sein.« Diese Satzstruktur, bei der die entscheidende Programmierung gleich nach »ich« kommt, ist ausgesprochen wirkmächtig. Mit ihr fühlst du dich in die Erfahrung des Seins ein, nicht in die des Wünschens. Nachdem du deine Absicht laut ausgesprochen oder sie aufgeschrieben hast, bedanke dich für die Gabe.

Streich jedes »sollte«, »möchte« und »könnte« aus deinem Wortschatz und nimm an, was die Energie dir bringt. Veränderungen kommen oft auf leisen Sohlen und brauchen ihre Zeit. Dann wieder kommen sie schnell wie aus heiterem Himmel. Manchmal verursachen sie auch einigen Wirbel, um alles zu verscheuchen, was dir keinen guten Dienst erweist … und das, was deinem höchsten Gut entspricht, stellt sich erst danach ein. Leg deine Absicht fest. Tu deine Arbeit. Lass das Urteilen sein, löse dich von deinen Erwartungen. Lass zu, was kommt. Die Energie folgt immer deinem höchsten Gut.

Wie du Heilsteine aufbewahrst

Wie gesagt: Mein ganzes Haus ist von Kristallen bevölkert. Große Stücke stehen einfach so im Raum, sicher auf massiven Regalen. Die robustesten kleineren Steine liegen in Glasschalen. Empfindlichere verwahre ich anders. Ein Plastikbehälter mit vielen Fächern zum Beispiel, wie man ihn für Glasperlen verwendet, kann ganz nützlich sein. Bewahrst du deine kleineren Heilsteine zusammen auf, solltest du jeden in Seidenpapier oder ein Stück Stoff wickeln. Achte darauf, dass sie nicht feucht werden. Einige Steine verlieren ihre Farbe, wenn sie in der Sonne stehen. Daher solltest du darauf achten, dass sie nicht ständig dem Tageslicht ausgesetzt sind. Dazu gehören:

- Amethyst
- Aquamarin
- Aventurin
- Citrin
- Fluorit
- Quarz (jede Farbe)
- Saphir

Sicherheitsfragen

Die Arbeit mit Heilsteinen ist im Allgemeinen sehr sicher. Einige aber enthalten Substanzen (wie Aluminium, Kupfer, Schwefel, Fluor, Strontium oder Asbest), die für Menschen giftig sind. Diese solltest du nach Möglichkeit nicht ins Badewasser legen oder für Kristallelixiere verwenden. Wenn du mit solchen Steinen gearbeitet hast, wäschst du dir hinterher am besten die Hände. Zu diesen Steinen gehören:

- Aquamarin (enthält Aluminium)
- Coelestin (enthält Strontium)
- Dioptas (enthält Kupfer)
- Fluorit (enthält Fluor)
- Granat (enthält Aluminium)
- Iolith (enthält Aluminium)
- Jade (kann Asbest enthalten)
- Labradorit (enthält Aluminium)
- Lapislazuli (enthält Aluminium)
- Malachit (enthält Kupfer)
- Moldawit (enthält Aluminium)
- Mondstein (enthält Aluminium)

- Pop Rocks (enthalten Aluminium)
- Prehnit (enthält Aluminium)
- Rubin (enthält Aluminium)
- Saphir (enthält Aluminium)
- schwarzer Turmalin (enthält Aluminium)
- Smaragd (enthält Aluminium)
- Sodalith (enthält Aluminium)
- Spinell (enthält Aluminium)
- Sugilith (enthält Aluminium)
- Schwefel (ist giftig)
- Tansanit (enthält Aluminium)
- Tigerauge, unpoliert (enthält Asbest)
- Topas (enthält Aluminium)
- Turmalin (enthält Aluminium)
- Türkis (enthält Aluminum)
- Zinnober (Cinnabarit; enthält Quecksilber)
- Zirkon (enthält Zirkonium)

Der Großteil der hier aufgeführten Heilsteine wird in diesem Buch behandelt. Bei allen anderen Steinen solltest du selbst Nachforschungen anstellen, bevor du ein damit angesetztes Kristallelixier trinkst. Wasch dir auf jeden Fall die Hände, wenn du mit diesen Steinen umgehst. Das kann ja nicht schaden.

Mit den Informationen aus diesem Kapitel kannst du nun loslegen. Benutze die Kristalle, die du bereits besitzt. Im nächsten Kapitel findest du Hinweise für Fortgeschrittene. Damit kannst du mit deiner Praxis noch stärker in die Tiefe gehen. Du musst nicht unbedingt mehr wissen, um mit Heilsteinen arbeiten zu können, aber wenn du dich genauer informierst, erweiterst du sozusagen deinen Werkzeugkasten.

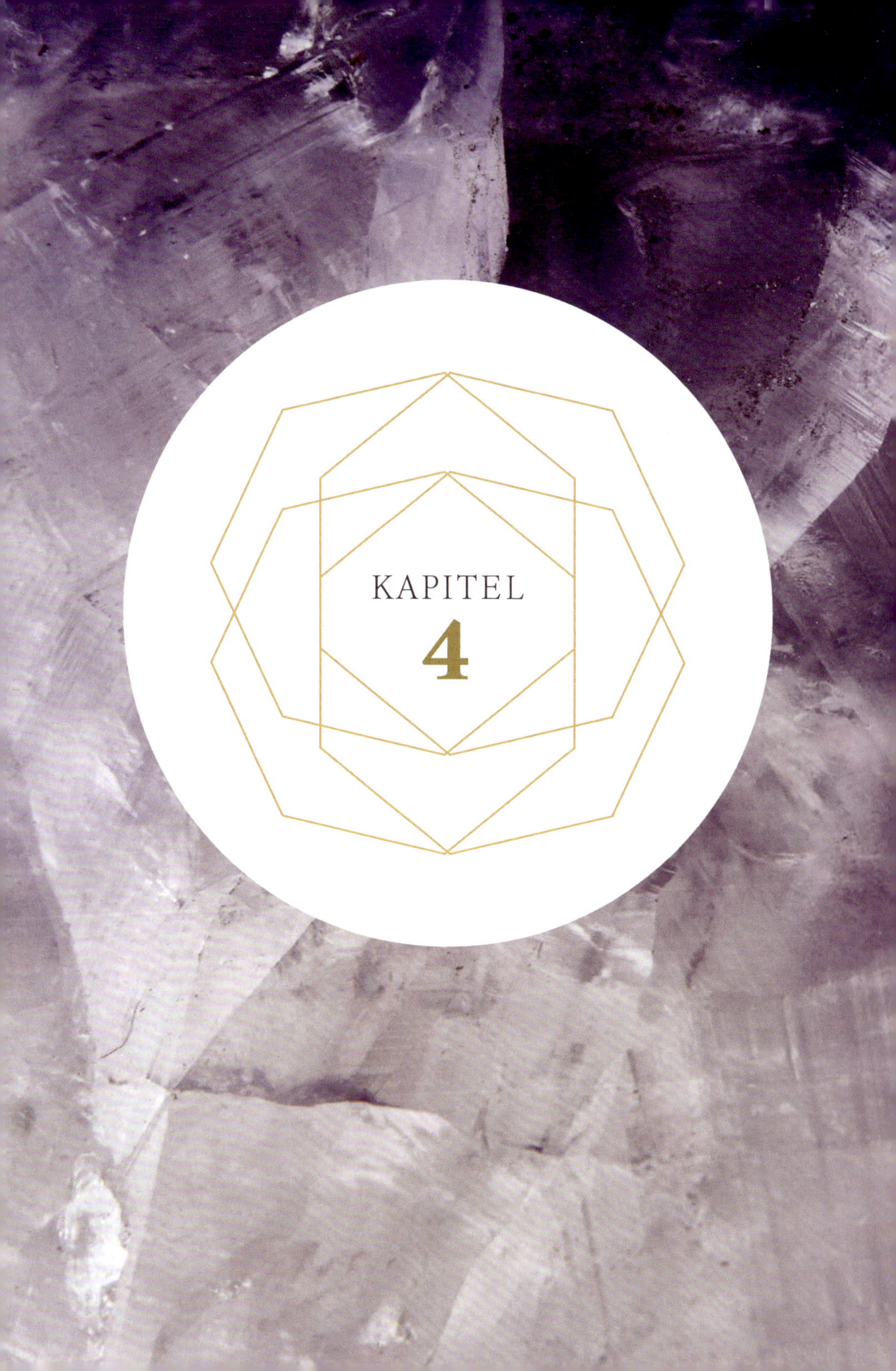

KAPITEL 4

WIE DU DIE KRAFT DER HEILSTEINE STÄRKST

Heilsteine bewirken eine Form der Energieheilung. Weil sie trotzdem sehr greifbar sind – man kann sie schließlich in der Hand halten –, fangen viele Menschen mit Heilsteinen an und wenden sich dann anderen Formen der Energieheilung zu. Ich jedenfalls habe meinen Weg zur Energieheilung mit Kristallen begonnen.

In meiner Arbeit als Energieheilerin kombiniere ich Kristalle mit verschiedenen anderen Zugängen: Chakren, Farb- und Klangmeditation, Mantras und vieles mehr. Probier einfach aus, was dir zusagt. Die folgenden Informationen sollen dir helfen, die für dich richtige Praxis zu finden, aber natürlich entscheidest am Ende du, was dir am besten liegt.

Wenn dir die Arbeit mit Heilsteinen gefällt, dann gibt es viele Möglichkeiten, dein Verständnis für Energieheilung zu vertiefen. So ist ein einzelner Heilstein schon sehr stark, aber wenn man ihn mit anderen Möglichkeiten kombiniert, kann man auf der energetischen Ebene noch mehr erreichen, um das eigene Leben zu verbessern.

Crystal Grids

Crystal Grids sind Kristallmuster oder Steinmandalas. Hierfür legt man Kristalle in Gittermuster, um ihre Wirkung durch die Kraft und Energie eines Musters aus der Heiligen Geometrie zu verstärken. Kombiniert man Kristalle mit einer klar formulierten Absicht und der Heiligen Geometrie bestimmter Muster, wirkt die Energie noch fokussierter. Ebendas geschieht, wenn du Crystal Grids legst. Das ist zunächst mal nur ein Arrangement verschiedener Kristalle, das du in der Absicht legst, deren machtvolle Energie auf ein bestimmtes Thema zu bündeln.

Crystal Grids können einfach oder auch komplex sein. Ihre positive Wirkung entfaltet sich am besten, wenn wir sie dort legen, wo sie uns am meisten nützen können: unter dem Bett zum Beispiel oder unter dem Schreibtisch. Hier möchte ich dir einige grundlegende Muster vorstellen, mit denen du arbeiten kannst.

DIE FORM

Natürlich kannst du jede nur erdenkliche Form legen. Um dir jedoch die Kraft der Heiligen Geometrie zunutze zu machen, kannst du dich an einige althergebrachte Muster halten, die eine bestimmte Energie übermitteln.

- Spiralmuster stehen für den Pfad zu mehr Bewusstheit.
- Kreise verweisen auf Einheit und Einssein.
- *Vesica piscis* (siehe Abbildung) symbolisiert das Schöpferische.

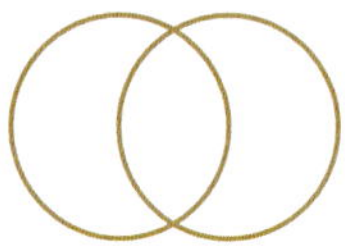

- Quadrate übermitteln die stabile Kraft des Erdelements.
- Dreiecke repräsentieren die Verbindung zwischen Körper, Geist und Seele.

DIE ANORDNUNG

Beim Arrangement solltest du folgende Punkte berücksichtigen:

- Der Stein im Zentrum ist immer der, der den Ton angibt. Er steht für die grundlegende Energie dessen, was du zu erreichen versuchst.

- Die ihn unterstützenden Steine verstärken die Energie und tragen sie vom Mittelpunkt hinaus in die Welt.
- Die äußeren Steine (die nicht unbedingt notwendig sind) stehen entweder für die Absicht, die mit der grundlegenden Energie verbunden ist, oder sie bilden die Grenze, die die Energie im Muster hält.

CRYSTAL GRID 1: »VERGEBUNG«

Form: Spirale
Zentrumsstein: Selenit (in jeder Form)
Umgebende Steine (Erweiterung): klare Bergkristallspitzen

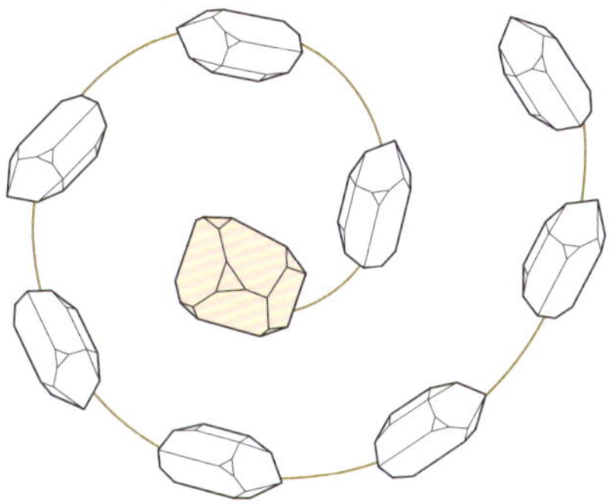

CRYSTAL GRID 2: »KREATIVITÄT«

Form: *Vesica piscis*
Zentrumsstein: Citrin (in jeder Form)
Umgebende Steine: Amethyste (in jeder Form)

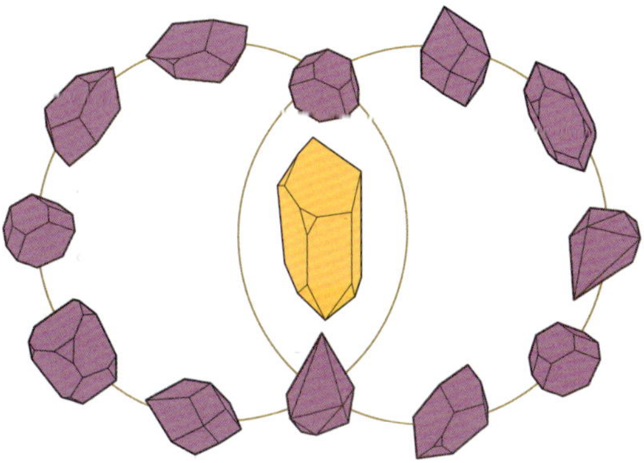

Chakren und Farben

Chakren sind Energiezentren, in der sich unser körperliches Sein mit dem nichtkörperlichen verknüpft. Anders ausgedrückt: Sie stellen das Verbindungsglied zwischen dem Körper und der Energie von Geist und Seele dar. Die sieben Hauptchakren sind entlang deiner Wirbelsäule angeordnet. Jedem dieser Zentren wird eine Farbe zugeordnet, die für eine je unterschiedliche Energie steht. Mangelndes Gleichgewicht in den Chakren äußert sich als körperliche, emotionale, geistige und spirituelle Problematik. Um diese Energien neu auszubalancieren, kannst du mit Heilsteinen arbeiten: Leg einfach den entsprechenden Heilstein auf die Körperregion, in der das entsprechende Chakra aktiv ist.

WURZELCHAKRA: Im unteren Teil der Wirbelsäule liegt das Wurzel- bzw. erste Chakra. Dieses Chakra schwingt in der Farbe Rot. Es steht für die Identität deiner Familie, deines Stammes oder deiner Gemeinschaft und hat mit Gefühlen der Sicherheit zu tun. Dieses Chakra herrscht über Beine und Füße.

SAKRALCHAKRA: Das zweite Chakra, zu dem die Farbe Orange gehört, liegt unter dem Nabel und bringt Wohlstand, eine starke Persönlichkeit und Kreativität mit sich. Probleme mit dem Verdauungssystem, dem unteren Rücken, dem Unterleib und den Sexualorganen stehen oft in Zusammenhang mit diesem Chakra.

SOLARPLEXUSCHAKRA: Das dritte Chakra schwingt in Gelb. Es liegt gleich unterhalb des Brustbeins und hat mit Selbstachtung und dem Setzen von Grenzen zu tun. Körperliche Probleme äußern sich meist in Schwierigkeiten mit dem unteren Rücken, mit der Bauchspeicheldrüse und dem Harntrakt.

HERZCHAKRA: Das vierte Chakra sitzt in der Mitte der Brust und schwingt in der Farbe Grün. Es zielt auf Mitgefühl, Güte, bedingungslose Liebe und Vergebung ab. Schlägt es sich in körperlichen Schwierigkeiten nieder, sind meist Rippen, Lungen und das Herz betroffen.

HALSCHAKRA: Dieses fünfte Chakra liegt unmittelbar über dem Adamsapfel. Zu ihm gehört die Farbe Blau. Es steht für die Fähigkeit, die Wahrheit zu sagen und sich der göttlichen Führung zu überlassen. Körperliche Probleme betreffen gewöhnlich die Schilddrüse, den Hals und den Mund.

STIRNCHAKRA: Man nennt das sechste Chakra auch das »dritte Auge«, da es in der Mitte der Stirn liegt. Seine Farbe ist Indigoblau. Es entspricht der Intuition und dem Intellekt. Körperliche Probleme hier betreffen Augen, Ohren, Kopf und Gehirn.

KRONENCHAKRA: Die Farbe des siebten Chakras ist Violett. Es sitzt am höchsten Punkt des Kopfes und ist für das höhere Selbst und den Kontakt zum Göttlichen zuständig. Körperliche Probleme umfassen Krankheiten des gesamten Systems, aber auch alles, was mit Muskeln und Skelett zu tun hat.

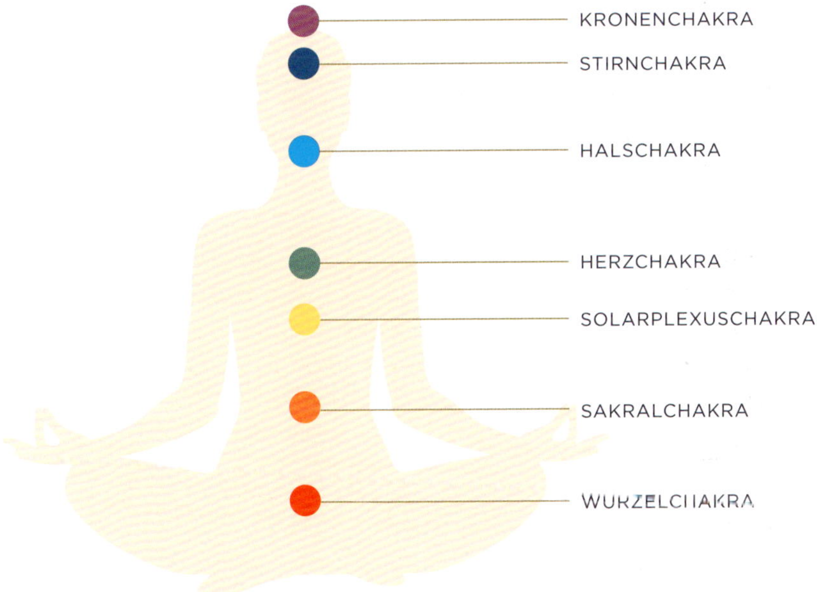

FARBENTSPRECHUNGEN

Wie du siehst, haben bestimmte Probleme mit bestimmten Chakren zu tun. Jedes Chakra entspricht einer bestimmten Farbe. Auch andere Energien sind mit Farben verknüpft. Wenn du also Heilsteine in der entsprechenden Farbe auswählst, kannst du an diesen Problemen arbeiten. Die Tabellen auf den nächsten Seiten zeigen dir auf, welche körperlichen, geistigen, emotionalen und spirituellen Themen welchen Farben entsprechen.

SCHWARZ/GRAU

SCHUTZ • ERDUNG • SICHERHEIT • GEBORGENHEIT
ALLES, WAS DER GEMEINSCHAFT ENTSPRINGT (DIE FÜR DEINE IDENTITÄT STEHT) • DAS UNBEWUSSTE
UNBEKANNTES • DER SCHATTEN ALS TEIL DES SELBST

BLAU

WAHRHEIT • WEISHEIT • LOYALITÄT • ZUHÖREN • HALS
SCHILDDRÜSE • ZÄHNE • SELBSTAUSDRUCK
HINGABE AN DEN GÖTTLICHEN WILLEN

BRAUN

WELTLICHKEIT • ERDE • NATUR • ERDUNG

GRÜN

LIEBE • HERZ • FINANZEN • REICHTUM • VERGEBUNG
MITGEFÜHL • GÜTE • LUNGENPROBLEME • PLÖTZLICHE VERÄNDERUNGEN DER GESUNDHEIT • WACHSTUM

ORANGE/PFIRSICHTÖNE

FAMILIÄRE SCHWIERIGKEITEN • PERSÖNLICHE INTEGRITÄT
SOZIALE ANPASSUNG • SOZIALE ÄNGSTE • SEXUALITÄT
IDENTIFIKATION • EGO • UNTERER RÜCKEN • SEXUALORGANE

ROSA/PINK

MITGEFÜHL • GÜTE • VERGEBUNG • BEDINGUNGSLOSE LIEBE
ROMANTIK

ROT

LEIDENSCHAFT • ERDUNG • KÖRPERLICHE VITALITÄT
ENERGIE • DURCHHALTEVERMÖGEN • STABILITÄT

VIOLETT/PURPUR

SPIRITUALITÄT • DAS GÖTTLICHE • INTUITION
VERBINDUNG ZUM HÖHEREN SELBST • INTELLEKT
VERNUNFT • HEILUNG • LOYALITÄT • FRÖMMIGKEIT
MIGRÄNE UND KOPFSCHMERZEN • AUGENPROBLEME

WEISS/TRANSPARENT

NEUANFANG • DAS GÖTTLICHE • REINHEIT • FRIEDEN
VERBINDUNG ZU HÖHEREN SPHÄREN

GELB/GOLD

SELBSTWERT • SELBSTACHTUNG • SELBSTLIEBE
IDENTITÄT ALS PERSON • SPIRITUELLER REICHTUM
MILZ • GALLE

Meditation und Mantras

Meditation erschreckt viele Menschen, weil sie es schwierig finden, still dazusitzen und an nichts zu denken. Ich dachte immer, die einzige Form der Meditation sei es, im Lotussitz auf dem Boden zu verharren und »Om« zu singen – was mir so gar nicht gefiel. Das ist durchaus eine Form der Meditation, aber keineswegs die einzige. Meditation ist alles, was dich anregt, den Geist ganz im Jetzt zu halten. Ein Mantra wiederum ist jedes Wort und jeder Satz, der deine Konzentration auf eine Absicht oder Affirmation lenkt.

Meine Lieblingsmeditation ist die Arbeit mit Affirmationen. Ich setze mich bequem hin, konzentriere mich auf einen bestimmten Gegenstand und wiederhole die Affirmation wie ein Mantra. Auf diese Weise kann ich meinen Geist besser ausrichten. Aber natürlich kannst du auch andere Mantras sprechen oder singen, die dir etwas bedeuten: »Frieden« oder »Freude« bzw. »Heilung« oder »Liebe«. Alles, worauf du deinen Geist ausrichten möchtest. Wenn du dabei einen Heilstein in der Hand hältst oder ihn ansiehst, verstärkst du die Energie des Augenblicks und der Absicht noch.

Es kann schwierig sein, die Konzentration aufrechtzuerhalten, daher machen Mantras, Affirmationen oder Steine die Praxis zugänglicher. Ich empfehle eine tägliche Meditation. Fang mit fünf Minuten an und bleib jeden Tag ein bisschen mehr dabei, bis du insgesamt 20 Minuten meditierst. Gerne auch mehr, wenn du Lust hast.

In diesem Kapitel habe ich dir einige Techniken vorgestellt, mit denen du die Arbeit mit Heilsteinen verstärken kannst. Im Grunde aber verlangt jede dieser Methoden ein eigenes Buch bzw. zumindest ein eigenes Kapitel. Es gibt also eine ganze Menge zu erforschen, wenn du dazu Lust hast. Aber für deine Arbeit mit Kristallen ist dies nicht unbedingt erforderlich. All das kannst du zusätzlich machen, ganz nach deinen eigenen Wünschen. Denn die Arbeit mit Kristallen ist an sich schon stark genug, um die positiven Veränderungen in deinem Leben herbeizuführen, die du dir wünschst.

Klangmeditation

Eine meiner liebsten Formen des Energieheilens ist die Arbeit mit Kristallen und Klängen. Klänge sind Schwingungen, was auch für Farben und Heilsteine gilt. Diese Schwingungen entsprechen verschiedenen Heilkräften und Chakren. Du kannst mit Klangschalen arbeiten (aus Kristall oder Metall, die klingen, wenn du sie anschlägst oder mit einem Klöppel am inneren Rand entlangfährst), online Solfeggio-Frequenzen (heiligen Tönen) lauschen, Musik hören oder Tönen (bestimmte Noten und Klänge erklingen lassen). All dies lässt sich durch eine klar formulierte Absicht und die Energie der Kristalle verstärken. Auch zum Reinigen der Steine sind Klänge gut geeignet (siehe Seite 33).

Du musst auch nicht sofort losstürmen und dir eine Klangschale zulegen. Es gibt im Internet viele Aufnahmen von Menschen, die Klangschalen spielen und die Töne auf die Chakren abstimmen. In den Quellenangaben auf Seite 195 habe ich einige davon aufgeführt, falls du es ausprobieren möchtest.

Du kannst auch mit Tönen arbeiten, um die Schwingungen der Chakren auszubalancieren.

WURZELCHAKRA: *Uhhhhhh*

SAKRALCHAKRA: *Ooooooo* (geschlossen wie in Mond)

SOLARPLEXUSCHAKRA: *Ohhhhh* (offen wie in Sonne)

HERZCHAKRA: *Ahhhhh*

HALSCHAKRA: *Aiiiiii*

STIRNCHAKRA: *Eyyyyy*

KRONENCHAKRA: *Iiiiiiii*

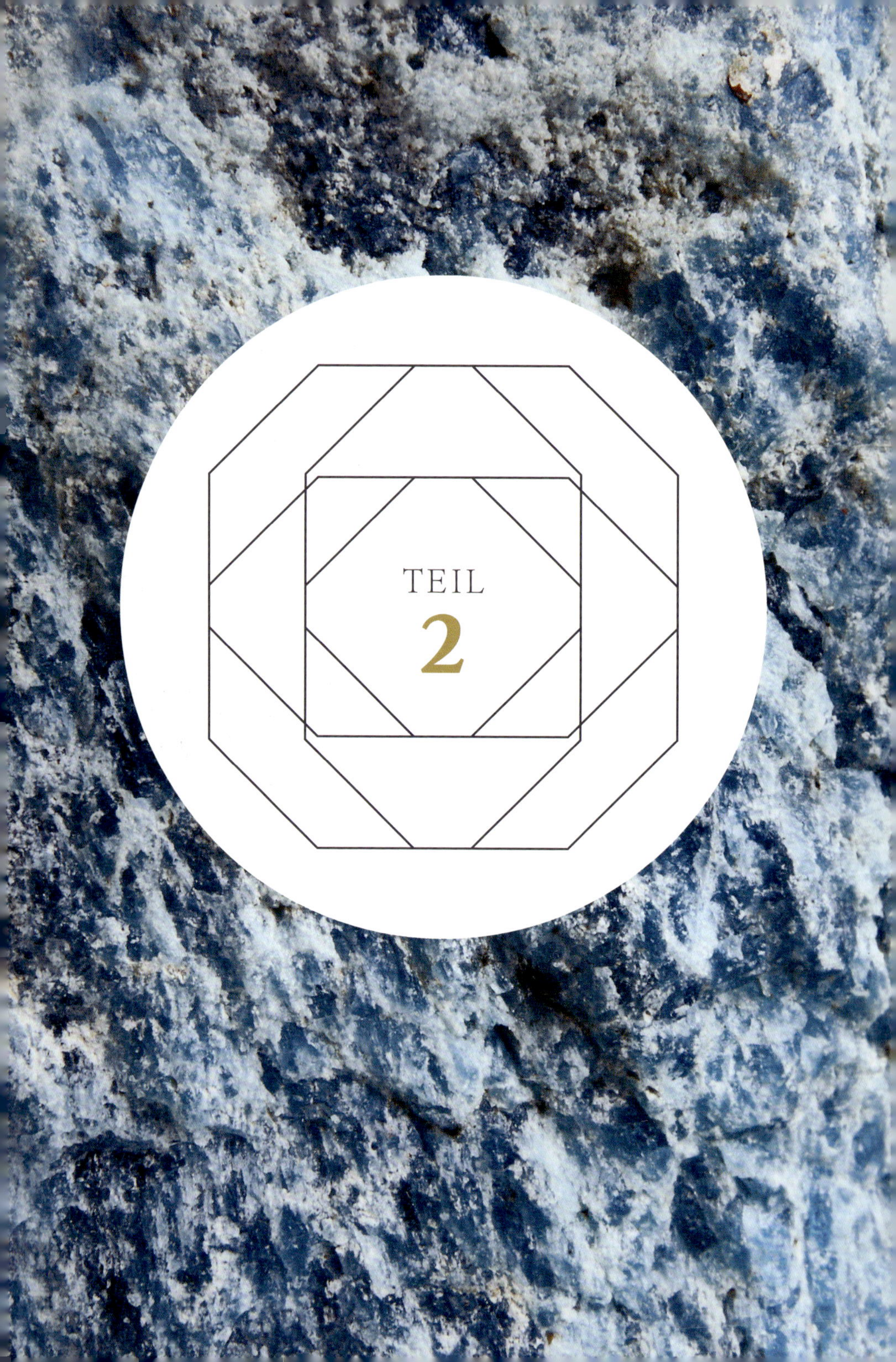

TEIL 2

Wie du dein Wissen über Heilsteine vertiefst

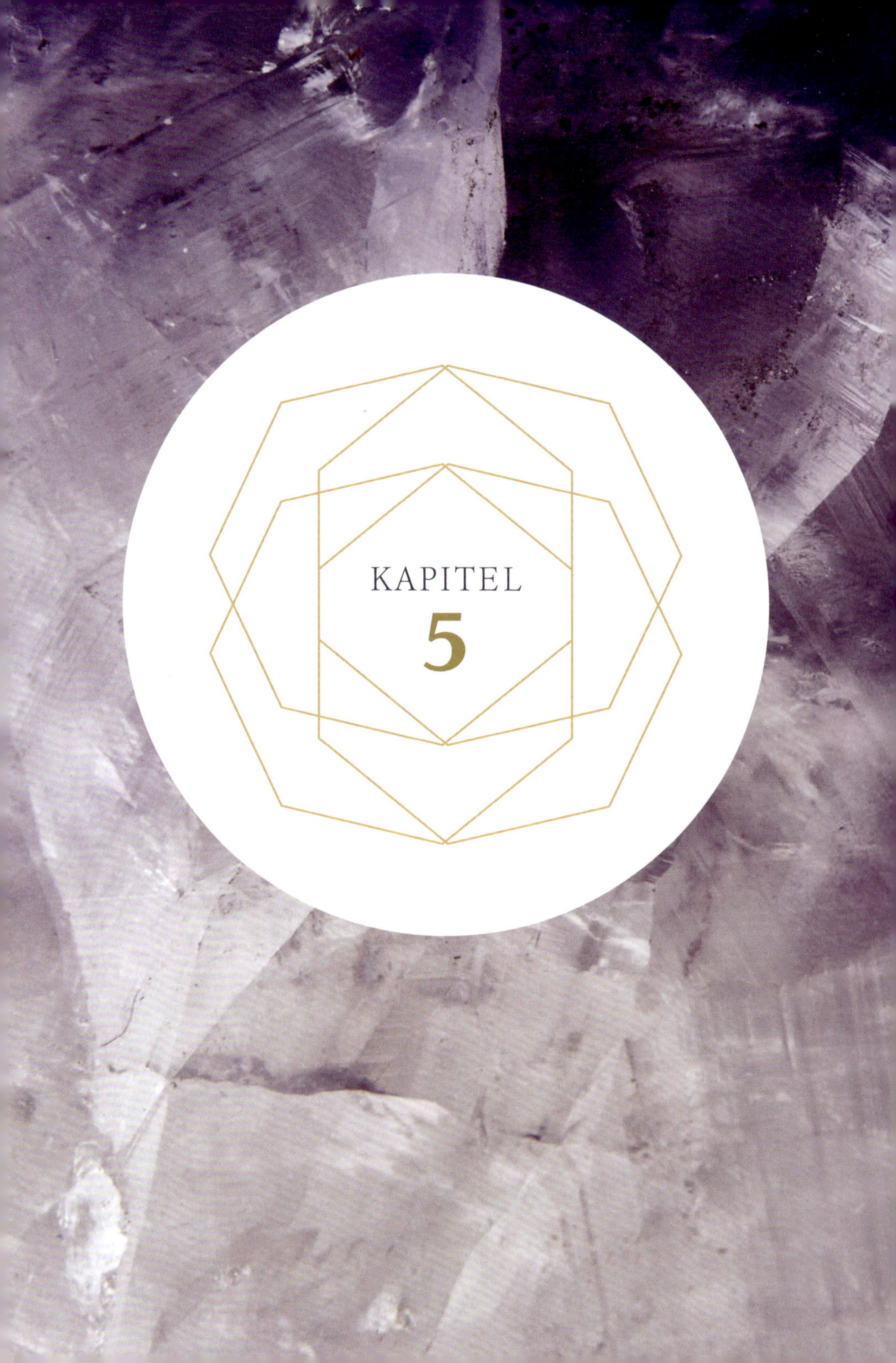

KAPITEL 5

10 POWER-HEILSTEINE FÜR JEDERMANN

Die Liste meiner liebsten Heilsteine verändert sich, weil ja auch meine Lebensthemen und energetischen Bedürfnisse sich wandeln. Einige Steine aber empfehle ich grundsätzlich, gerade auch für Einsteiger. Ich besitze jeden einzelnen dieser Steine und kaufe sie oft auch in größeren Mengen, damit ich sie mit anderen Menschen teilen kann. Dann ist zwar meine Tasche schwer, aber es macht mir wirklich Freude, andere in die Kraft dieser elementaren Helfer des Menschen einzuweihen.

Es handelt sich hierbei um wahre Powerkristalle, die du für die verschiedensten Zwecke einsetzen kannst. Außerdem sind sie leicht zu bekommen – die meisten Mineralienhandlungen führen sie, sie sind nicht teuer und ziemlich unempfindlich. Am besten suchst du dir eine Form aus, die dich intuitiv anspricht. Hier geht es zunächst um die grundlegenden Eigenschaften dieser Steine. Größe, Form und so weiter treten erst einmal in den Hintergrund.

AMETHYST

Der Amethyst ist eine Unterart der Quarzkristalle. Meist von violetter Farbe, aber man findet auch hitzebehandelte Steine in Hellgrün (Prasiolith) und gelb (angeblicher Citrin). Der Begriff »Amethyst« kommt vom griechischen amethystos, was so viel bedeutet wie »nicht betrunken«. Man verwendete ihn, um die berauschende Wirkung von Alkohol zu brechen. Er schützt Reisende und steht mit dem dritten Auge, dem Stirnchakra, in Verbindung. Aber er lässt sich auch für unzählige andere Zwecke einsetzen, zum Beispiel wehrt er Negativität ab, hilft bei Schlaflosigkeit und schlechten Träumen. Im Grunde also ein Allzweckstein.

HERKUNFT: Brasilien, Deutschland, Sri Lanka, Uruguay

GITTERSTRUKTUR: hexagonal

FORM: Rohstein, Spitzen, Kristallstufe, Druse, Trommelstein und geschliffen

ENERGIE: verstärkend

FARBEN: helles Lila, violett, tiefes Purpur, grün (hitzebehandelt, Prasiolith) und gelb (hitzebehandelt, als angeblicher Citrin)

CHAKRA: Stirn- und Kronenchakra

PLATZIERUNG: Leg ihn auf den zugehörigen Chakren auf. Platziere ihn auf dem Nachttisch oder unter dem Kopfkissen.

QUALITÄTEN: Der Amethyst stärkt Intuition und Einsicht. Er hilft bei Schlaflosigkeit und ermöglicht sicheres Reisen. Er schafft eine Verbindung mit dem höheren Selbst und dem Göttlichen und schenkt Kreativität und die Fähigkeit zur Manifestation. Gleichzeitig lindert er Stress und Ängste, Albträume und Süchte.

PASST GUT ZU: Citrin, Bergkristall

TIPPS ZUR ANWENDUNG: Befestige einen Amethyst mit Klebstreifen unter dem Kopfende des Bettes oder leg ihn neben dich auf den Nachttisch, wenn du unter Schlaflosigkeit leidest. So hilft er auch gegen schlechte Träume bzw. hilft dir, dich besser an deine Träume zu erinnern.

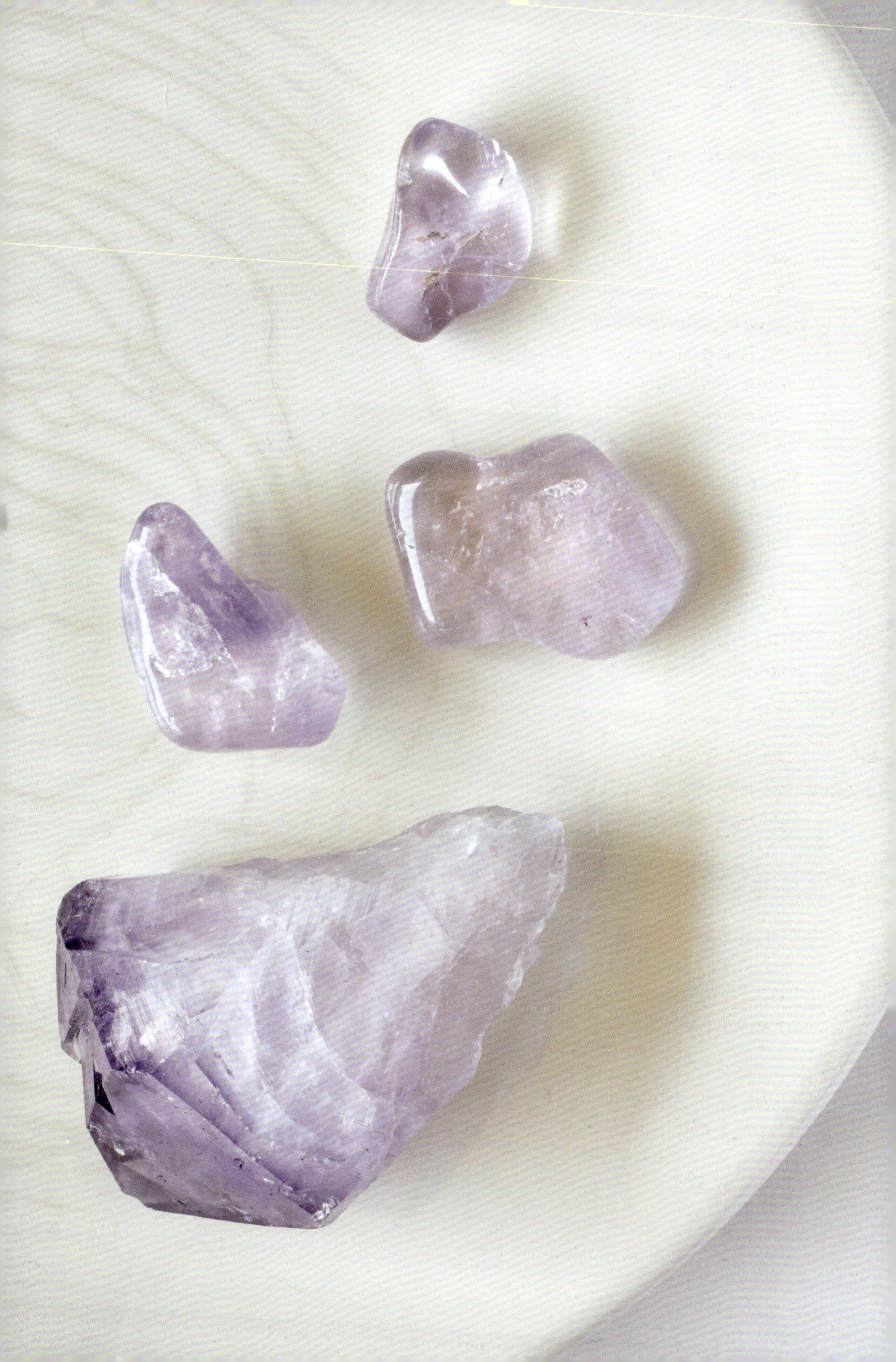

BERGKRISTALL

Bergkristall ist zweifellos der vielseitigste Heilstein in jeder Sammlung. Und gleichzeitig der erste Kristall, den ich Einsteigern empfehle. Ich selbst trage immer ein paar davon mit mir herum, um ihn Leuten zu schenken, die ihn gerade brauchen. Er reinigt sich selbst. Du kannst ihn aber auch benutzen, um andere Heilsteine zu reinigen, vor allem, wenn du ein größeres Exemplar besitzt. Bergkristall verstärkt die Kraft jedes Steines, mit dem du arbeitest. Mit Bergkristallspitzen kannst du die Energie eines anderen Steines ausrichten und verstärken. Setze die Wurzel des Bergkristalls auf den anderen Stein, die Spitze zeigt also von ihm fort.

HERKUNFT: aus aller Welt

GITTERSTRUKTUR: hexagonal

FORM: Rohstein, Spitzen, Kristallstufe, Doppelender (Herkimer-Diamant), Kristalldruse, Trommel- und Schmuckstein

ENERGIE: verstärkend

FARBEN: milchweiß bis vollkommen transparent

CHAKRA: Kronenchakra und alle anderen Chakren

PLATZIERUNG: einfach überall – zur Meditation, auf dem Kronenchakra, in Crystal Grids mit anderen Steinen, um deren Energie zu stärken

QUALITÄTEN: Der Bergkristall verstärkt die Eigenschaften aller anderen Heilsteine. Er schafft eine Verbindung zum Göttlichen und unserem höheren Bewusstsein. Dabei arbeitet er sich durch alle Probleme hindurch (Meisterheiler). Er bietet Schutz und Klärung, eignet sich aber auch zur Reinigung von Steinen. Er verstärkt Energien und öffnet dem Denken neue Horizonte. Er klärt Gedanken und Glaubenssätze, gleicht das System von Körper, Geist und Seele aus und verstärkt unsere Konzentration.

PASST GUT ZU: sämtlichen Heilsteinen

TIPPS ZUR ANWENDUNG: In einer Bergkristalldruse oder einem Bergkristallrasen lassen sich andere Heilsteine sicher und wirksam reinigen. Leg die Steine auf den Bergkristall und lasse sie dort zwölf bis 24 Stunden ruhen.

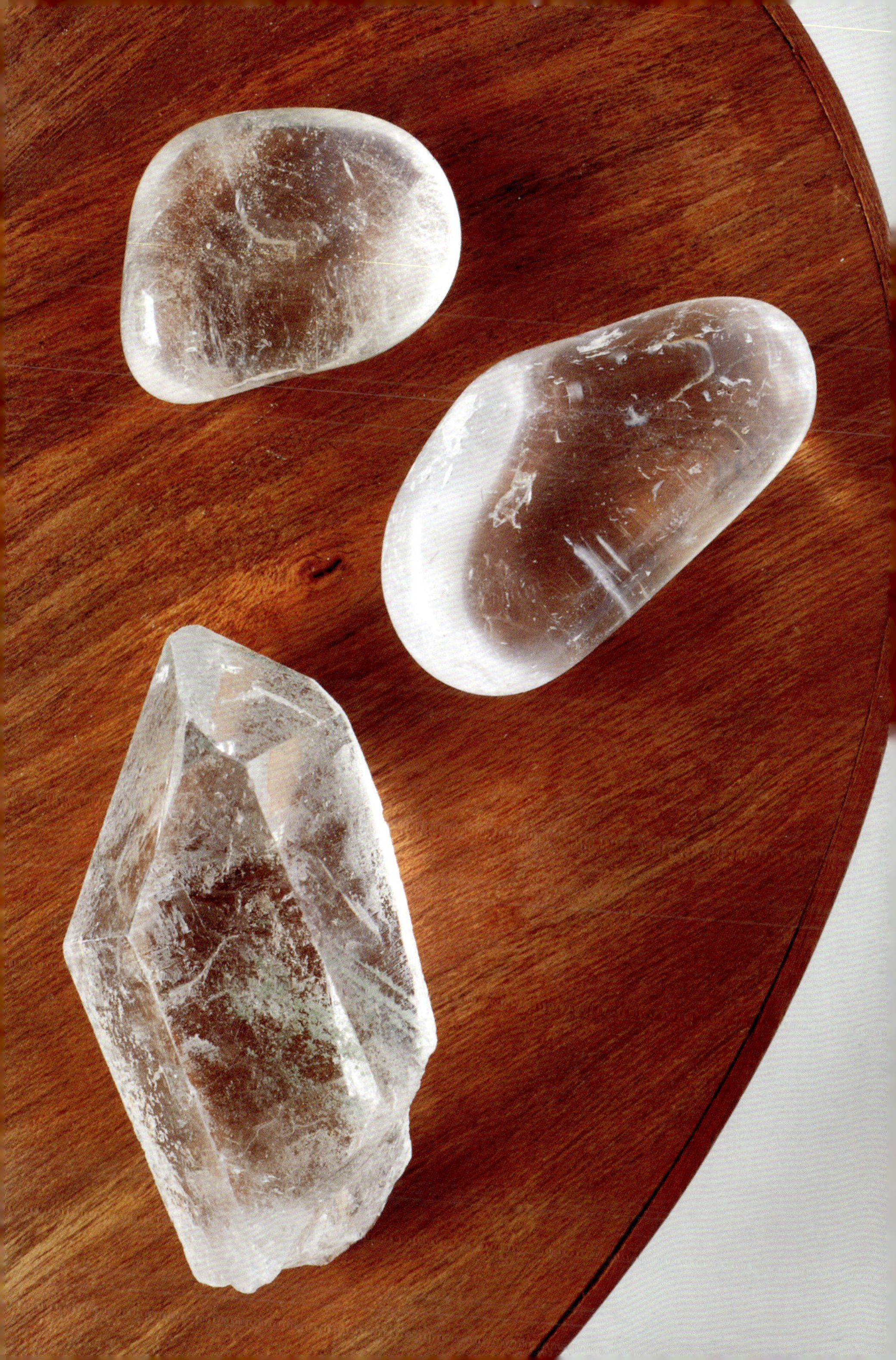

CITRIN

Citrine stehen bei mir strategisch im ganzen Haus verteilt, zum einen, weil sie so unglaublich schön sind, zum anderen, weil der Citrin ein machtvoller Stein ist. Es gibt zwei Arten von Citrin: den natürlich gewachsenen und den durch Hitzebehandlung heller Amethyste hergestellten. Wenn das Goldgelb des Citrins extrem klar ist und eine starke Farbsättigung zeigt, handelt es sich gewöhnlich um einen hitzebehandelten Amethyst. Wenn du dir nicht sicher bist, frag, bevor du den Stein kaufst. Der hitzebehandelte Amethyst hat zwar ähnliche Qualitäten wie der natürlich vorkommende Citrin. Letzterer wirkt aber sehr viel stärker.

HERKUNFT: Brasilien, Peru, Russland, Vereinigte Staaten

GITTERSTRUKTUR: hexagonal

FORM: Rohstein, Spitzen, Kristallstufe, Einlagerungen in Bergkristall, Trommel- und Schmuckstein

ENERGIE: verstärkend

FARBEN: gelb

CHAKRA: Solarplexuschakra

PLATZIERUNG: Trage ihn in der Nähe des Sonnengeflechts (Solarplexus) oder als Armreif, Ring oder Kette. Gib ihn in die Brieftasche oder Geldbörse und leg einen Citrin in die linke hintere Ecke deines Heims (Wohlstandsecke).

QUALITÄTEN: Der Citrin schenkt Wohlstand, Selbstachtung und Kreativität. Er vermittelt uns ein klares Selbstbild, regt zu Großzügigkeit und klarem Denken an, während er gleichzeitig unsere Durchsetzungsfähigkeit stärkt. Er erleichtert Neuanfänge und schenkt die Fähigkeit zur Manifestation von Erfahrungen.

PASST GUT ZU: Bergkristall, Amethyst, Ametrin, Rauchquarz

TIPPS ZUR ANWENDUNG: Für mehr Wohlstand platziere einen Citrin in der linken hinteren Ecke deines Zuhauses. Welche das ist? Stell dich an die Eingangstür mit dem Gesicht zur Wohnung: die äußerste linke Ecke von diesem Platz aus gesehen. Du kannst auch in der linken hinteren Ecke jedes einzelnen Raumes Citrine aufstellen. Wenn du ein Geschäft führst, dann leg einen Citrin in die Kasse oder in die Geldschatulle: Das trägt dazu bei, dass dein Geschäft gut läuft.

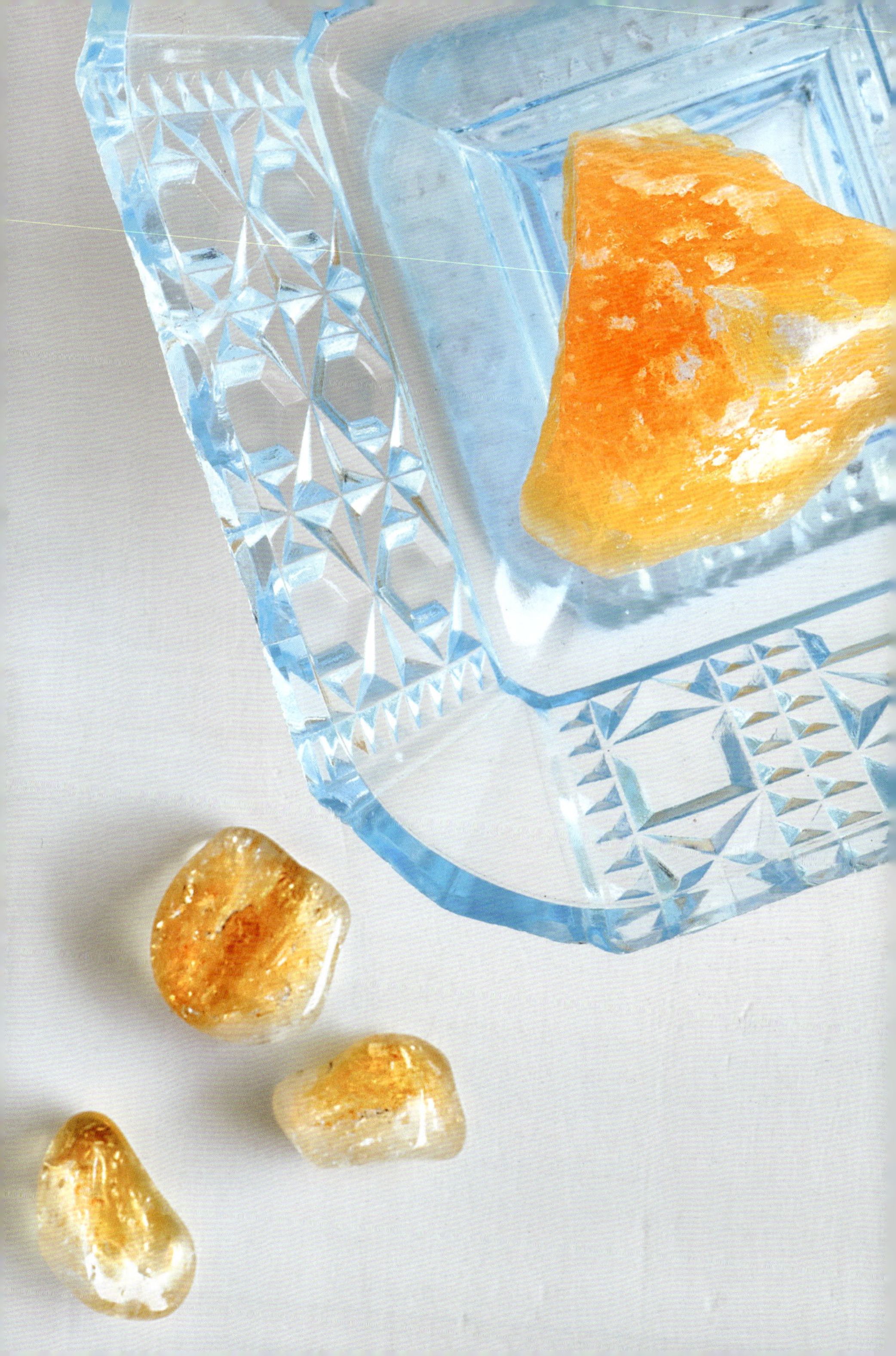

FLUORIT

Die Vielseitigkeit des Fluorits beruht unter anderem auf der Vielzahl der Farben, in denen dieser Stein uns begegnet: vom leuchtenden Grün bis hin zu tiefem Purpur. Am vielseitigsten einsetzbar ist der Regenbogenfluorit, der gebändert in Grün, Purpur, Rosa, Blau und Zartblau vorkommt. Er spricht verschiedene Chakren an und verkörpert die Heilkraft der jeweiligen Farben. Der Regenbogenfluorit trägt dazu bei, dass die Energie zwischen deinen Chakren ungehindert fließen kann. Das verhilft zu emotionaler Klarheit und klarem Denken. Der Fluorit ist kein sehr harter Stein, also lagere ihn sicher, damit er nicht verkratzt.

HERKUNFT: Australien, Brasilien, China, Vereinigte Staaten

GITTERSTRUKTUR: kubisch

FORM: Rohstein, Kristallstufe, Geoden, Trommel- und Schmuckstein

ENERGIE: aufnehmend

FARBEN: zartblau, blau, farblos, grün, rosa, purpur, gelb, regenbogenfarben

CHAKRA: Herz-, Hals-, Stirn- und Kronenchakra

PLATZIERUNG: Auf den vier oberen Chakren. Oder an einer Kette um den Hals.

QUALITÄTEN: Fluorit gleicht Energien aus und stabilisiert sie. Er stärkt die Verbindung von Körper, Geist und Seele, fördert die Intuition und die Kommunikation mit höheren Ebenen. Darüber hinaus beruhigt er und stärkt kreative Anteile. Er harmonisiert und stellt für uns eine Verbindung zum Göttlichen her.

PASST GUT ZU: Bergkristall, Amethyst, Sodalith

TIPPS ZUR ANWENDUNG: Bewahre ihn gesondert auf, denn er verkratzt leicht. Halte während der Meditation einen Fluorit in der Hand und konzentriere dich darauf, Energien auszubalancieren.

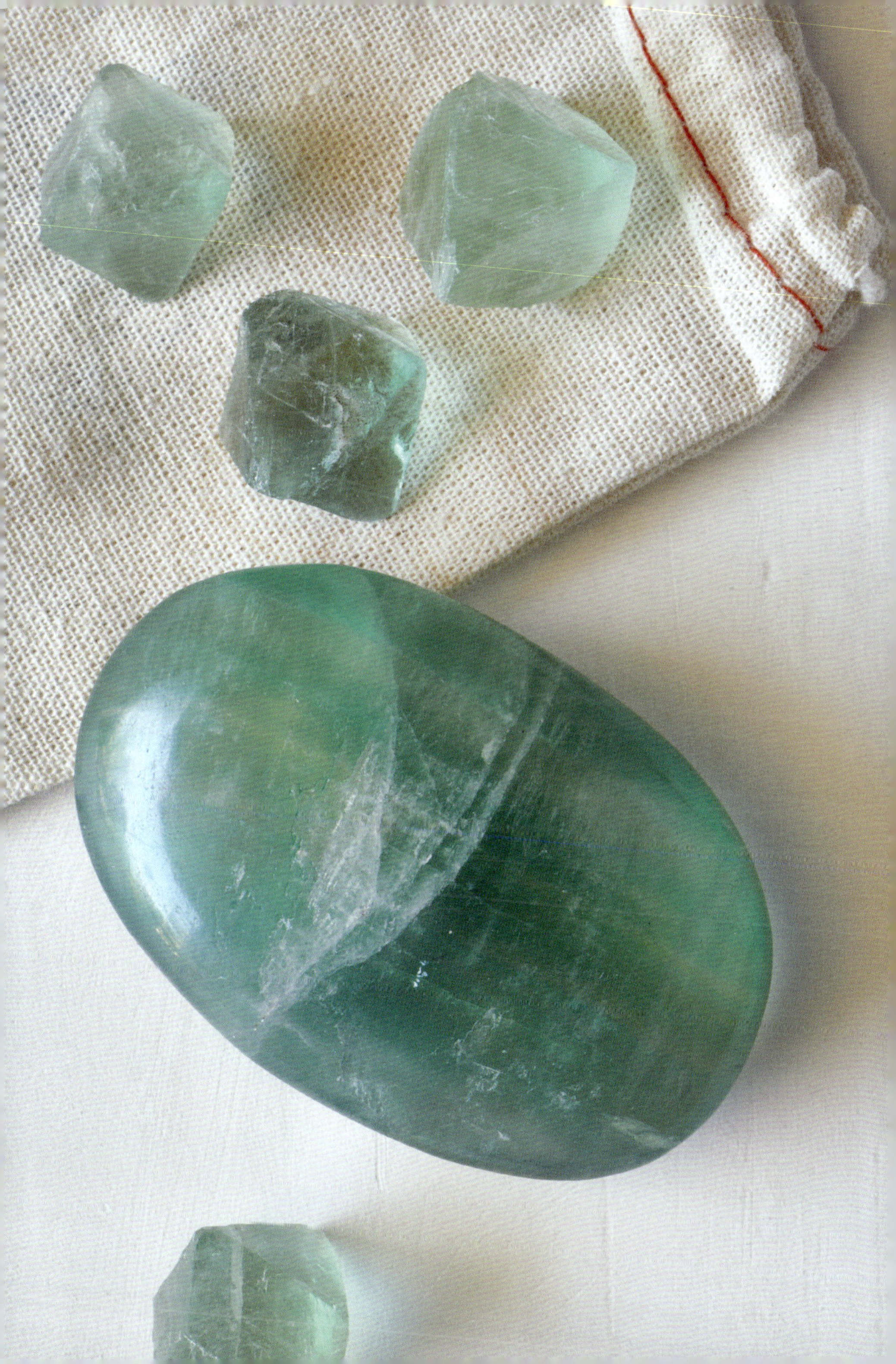

HÄMATIT

Hämatit ist ein wirklich schöner Stein. Er ist glänzend schwarz und seine glatte Oberfläche spiegelt alle Farben wider – ein bisschen wie ein Ölfilm auf der Straße, auf den die Sonne scheint. Dieser Stein nimmt Energien auf, daher eignet er sich wunderbar für ein Umfeld, in dem es viel Negativität gibt. Er beruhigt und erdet, was ihn zum idealen Helfer bei Stress macht. Hämatit trägt auch dazu bei, innere Grenzen zu überwinden, die uns nicht bewusst sind.

HERKUNFT: Brasilien, Schweiz, Großbritannien

GITTERSTRUKTUR: hexagonal

FORM: Rohstein, Trommel- und Schmuckstein, in Scheiben, Ringen

ENERGIE: absorbierend

FARBEN: dunkelgrau, schwarz

CHAKRA: Wurzelchakra

PLATZIERUNG: Trage ihn in der Nähe des Wurzelchakras, aber auch als Ring oder Armband bzw. in der Hosen- oder Jackentasche. Wenn du einen stressigen Job hast, leg einen Hämatit auf deinen Schreibtisch.

QUALITÄTEN: Der Hämatit absorbiert negative Energie. Er gleicht Energien aus, befreit von Stress und Ängsten und wirkt darüber hinaus noch erdend und entgiftend.

PASST GUT ZU: Lapislazuli, Malachit

TIPPS ZUR ANWENDUNG: Hämatit kann eine ganze Menge negativer Energie schlucken. Tatsächlich ist er immer im Dienst. Daher geht er manchmal kaputt. Wenn dies der Fall ist, gib ihn der Erde zurück und besorge dir ein neues Exemplar.

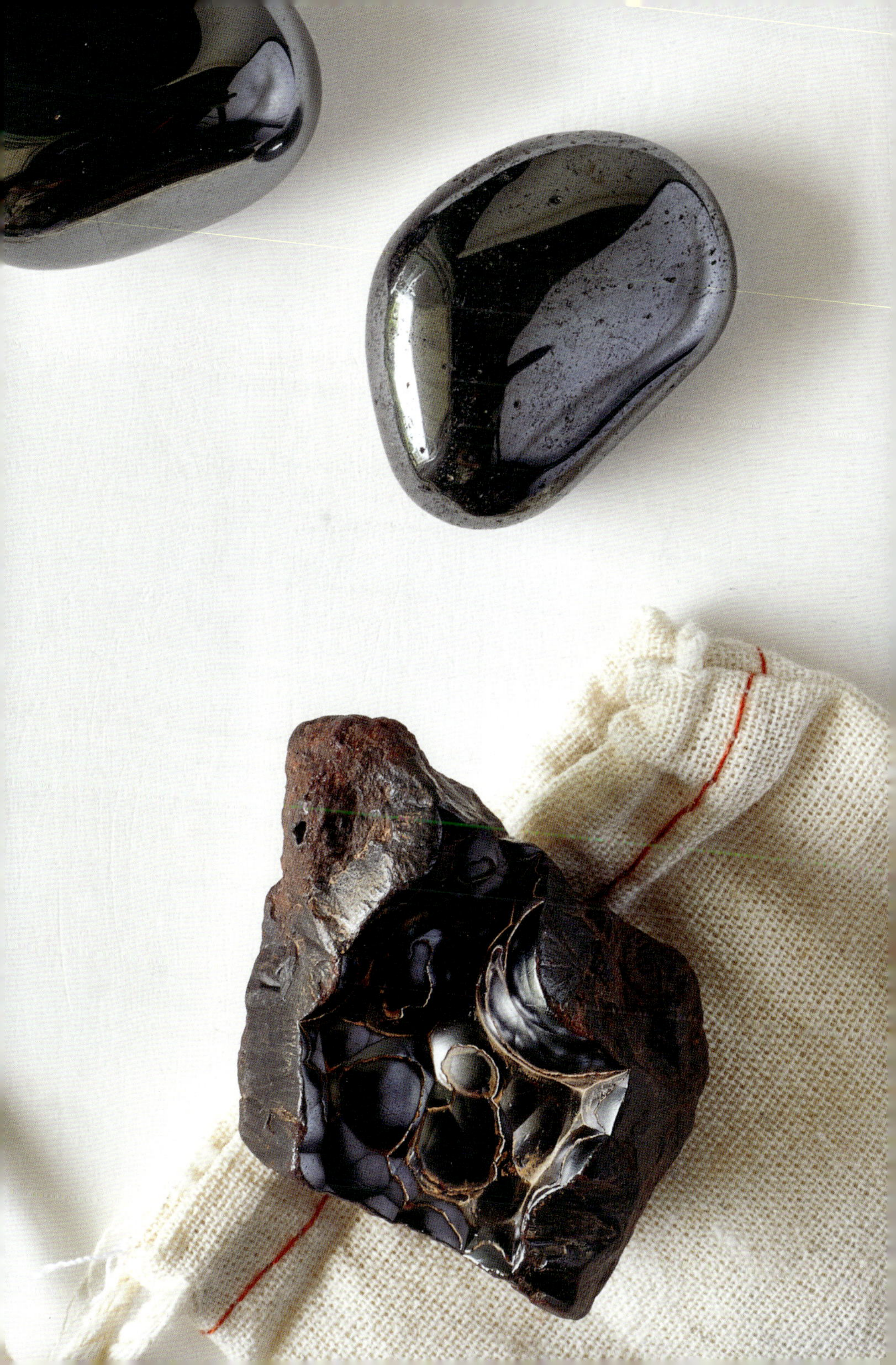

KARNEOL

Der Karneol gehört mineralisch zu den Chalzedonen, die wiederum zur Familie der Quarze gehören. Karneol steht für Tapferkeit und Mut. Wenn du diesen Heilstein verwendest, kannst du Schwächen abbauen (körperliche und emotionale). Er schenkt dir Glück und zieht Wohlstand an. Als Stein, der zum Sakralchakra gehört, verhilft der Karneol dir zu einer starken Persönlichkeit und dämpft gleichzeitig ein überschießendes Ego. Traditionell wird er von Sängern, Schauspielern und Vortragenden genutzt, weil er die Stimme stärkt.

HERKUNFT: Brasilien, Island, Indien, Peru

GITTERSTRUKTUR: hexagonal

FORM: Rohstein, Trommel- oder Schmuckstein

FARBEN: bräunliches Orange, strahlendes Orangerot

CHAKRA: rot-orange – Wurzelchakra; orangefarben oder bräunliches Orange – Sakralchakra

PLATZIERUNG: in der Hosentasche, nahe am Wurzelchakra, am Bett, zwischen dir und einer Quelle von Negativität

ENERGIE: absorbierend

CHAKRA: rot – Wurzelchakra; orange, bräunliches Orange – Sakralchakra

QUALITÄTEN: Der Karneol schenkt Mut, Sicherheit, Geborgenheit, Willenskraft und Entschlossenheit. Er lässt die Leidenschaft in Beziehungen wiederaufleben, verleiht ein gesundes Selbstbewusstsein und ermöglicht uns, uns ganz auf die Gegenwart zu konzentrieren. Außerdem hilft er, Missbrauchserfahrungen zu bewältigen. Er schützt gegen Neid und verstärkt unsere Energie.

PASST GUT ZU: Bergkristall, Malachit, Sardonyx

TIPPS ZUR ANWENDUNG: Beim Sport kannst du dir einen zusätzlichen Energieschub verpassen, indem du einen Karneol trägst. Leg einen Karneol auf den Schreibtisch, um tagsüber die Energie aufrechtzuerhalten. Da der Karneol Energie verleiht, solltest du ihn nicht in der Nähe des Bettes aufbewahren.

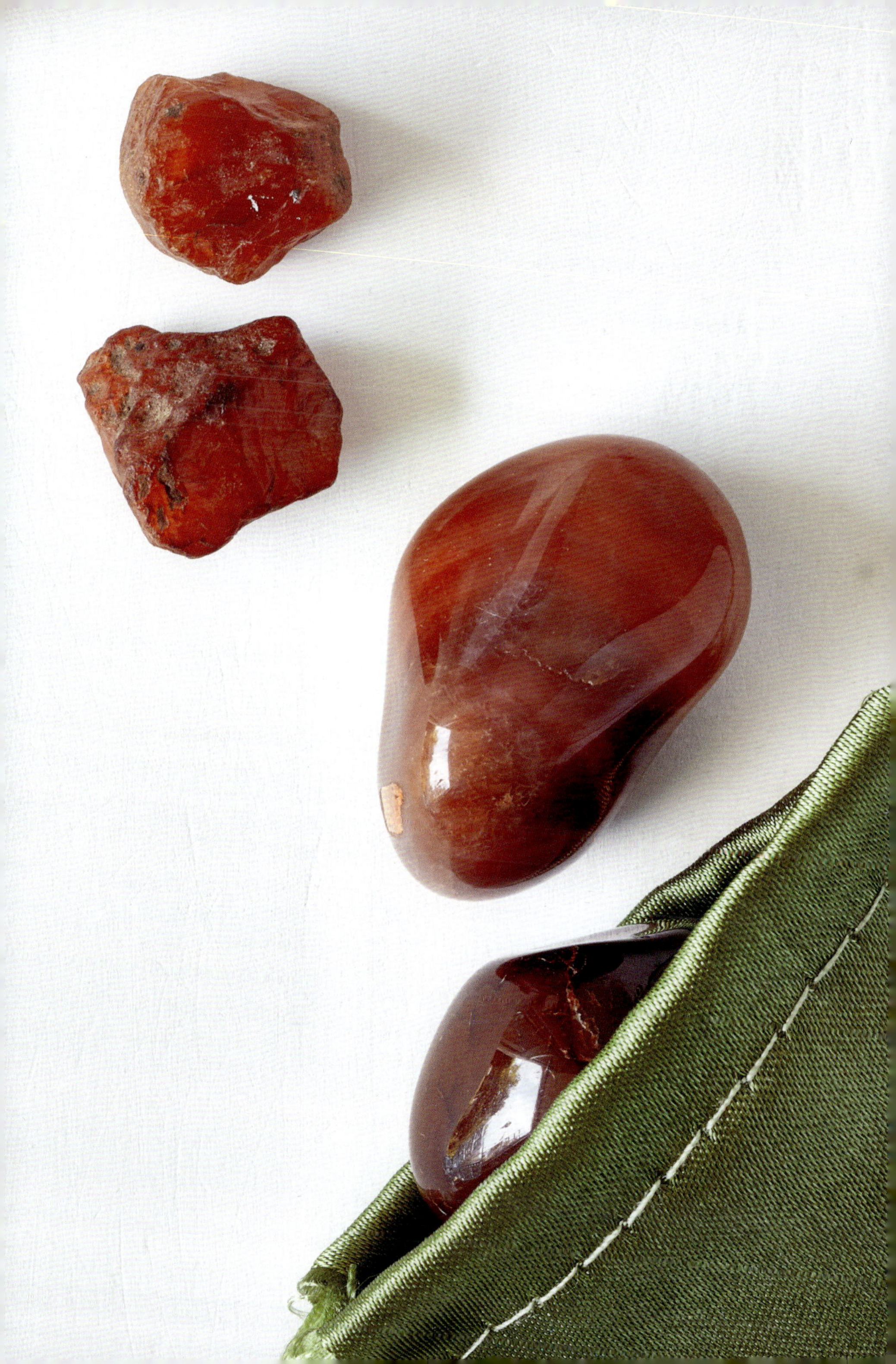

RAUCHQUARZ

Rauchquarz ist ein weiterer Stein, den ich immer dabeihabe, weil er negative Energien in positive umwandeln kann. Ich benutze ihn auch, wenn jemand möchte, dass ich die Energie bei ihm zu Hause ausgleiche. Seine Auswirkung auf die Energie eines Raumes ist unglaublich. Schon deshalb habe ich ihn immer bei mir. Als das Geschäft einer Freundin kürzlich überflutet wurde, kam es infolge der Wasserschäden zu einer Menge negativer Erfahrungen. Sobald das Geschäft gesäubert war, verteilte ich Rauchquarzscheiben auf dem Grundstück, um die Atmosphäre zu reinigen.

HERKUNFT: aus aller Welt

GITTERSTRUKTUR: hexagonal

FORM: Rohstein, Spitzen, Kristallstufe, Trommel- und Schmuckstein

ENERGIE: verstärkend

FARBEN: hellgrau bis braun

CHAKRA: Wurzel- und Kronenchakra

PLATZIERUNG: Trage ihn in der Tasche, in der Nähe des Wurzelchakras und am Kronenchakra. Letztlich überall dort, wo negative Energie ein Thema ist.

QUALITÄTEN: Der Rauchquarz kann negative Energie in positive umwandeln. Er verstärkt positive Energien und fördert Erdung bzw. Entgiftung. Er verbindet alle Chakren, um einen energetischen Ausgleich herzustellen, und schafft uns eine Verbindung zur göttlichen Führung.

PASST GUT ZU: Bergkristall, Citrin, Amethyst

TIPPS ZUR ANWENDUNG: Verteile Rauchquarzscheiben rund um dein Haus (wenn du genügend davon hast, auch rund um das Grundstück). So lädst du die Energie rund um deinen Lebensmittelpunkt positiv auf. Ich halte das bei mir zu Hause so, mache es aber auch bei Freunden, die gerade umgezogen sind.

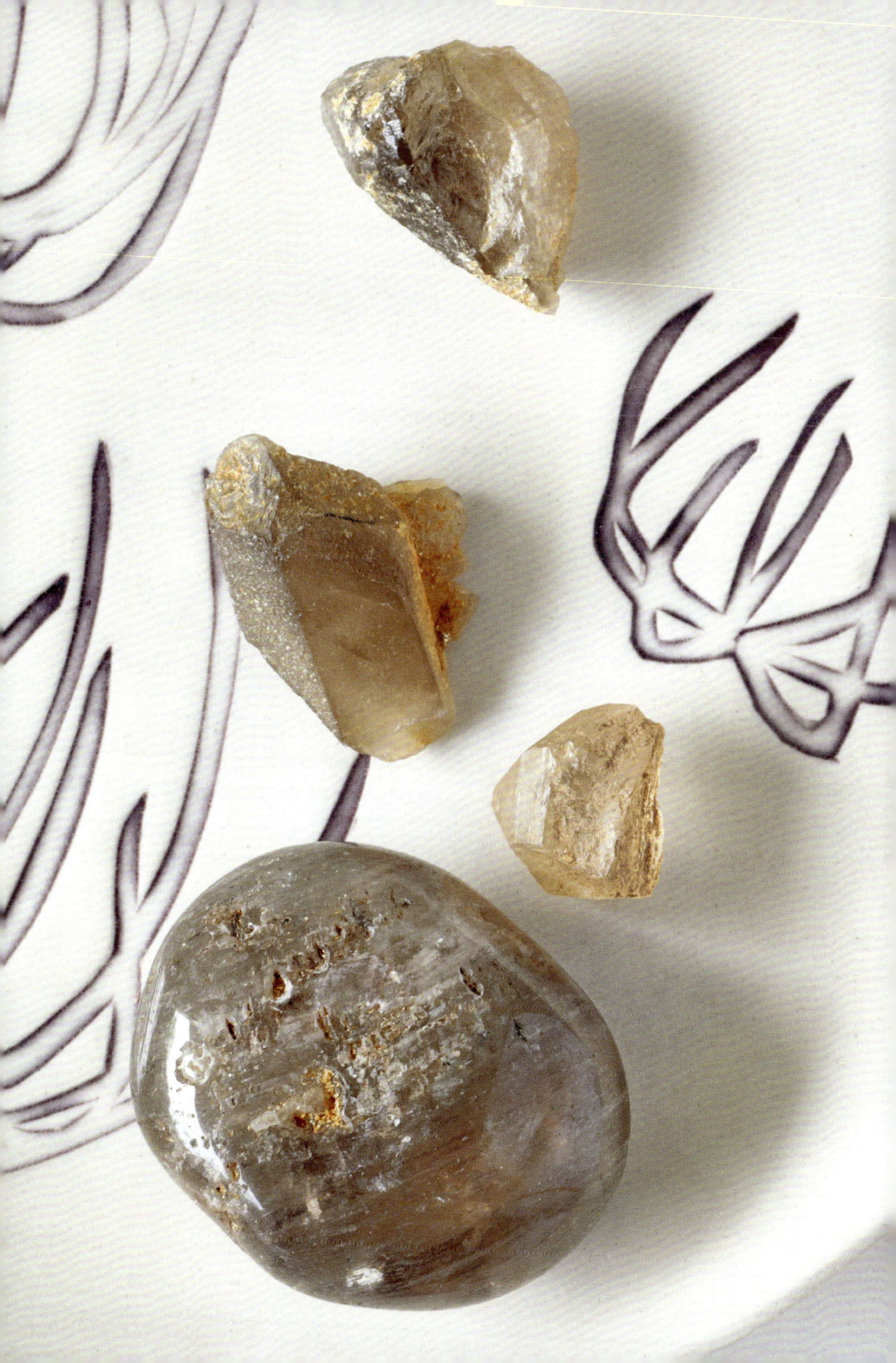

ROSENQUARZ

Rosenquarz ist der Stein der bedingungslosen Liebe, der Güte und des Mitgefühls. Daher lässt er auch leichter vergeben. Obwohl das Herzchakra üblicherweise mit der Farbe Grün in Verbindung gebracht wird, wirken auch rosafarbene Steine wie der Rosenquarz auf dieses Energiezentrum. Der Rosenquarz eignet sich hervorragend zur Selbstheilung, vor allem, wenn es um durch die Liebe verursachte Probleme geht, zum Beispiel nach einer Trennung, einem Betrug oder dem Verlust eines geliebten Menschen. Dieser Stein vermittelt Ruhe und Frieden. Er unterstützt die Beziehung zu anderen Menschen und schenkt Freude.

HERKUNFT: Brasilien, Indien, Japan, Vereinigte Staaten

GITTERSTRUKTUR: hexagonal

FORM: Rohstein, Spitzen, Kristallstufe, Trommel- und Schmuckstein

ENERGIE: verstärkend

FARBEN: rosa

CHAKRA: Herzchakra

PLATZIERUNG: Trage ihn als Kette oder Ring (besonders am Finger der verbindlichen Beziehung, dem Ringfinger), in der Nähe des Herzchakras oder direkt auf ihm.

QUALITÄTEN: Der Rosenquarz schenkt uns Mitgefühl, Güte, bedingungslose Liebe, Selbstliebe, emotionale Heilung, Freude, Frieden und eine spielerische Haltung.

PASST GUT ZU: Bergkristall, Amethyst, Prasiolith, Peridot

TIPPS ZUR ANWENDUNG: Trage einen Rosenquarz bei dir, wenn du dich mit einem geliebten Menschen gestritten hast. Das fördert die Heilung.

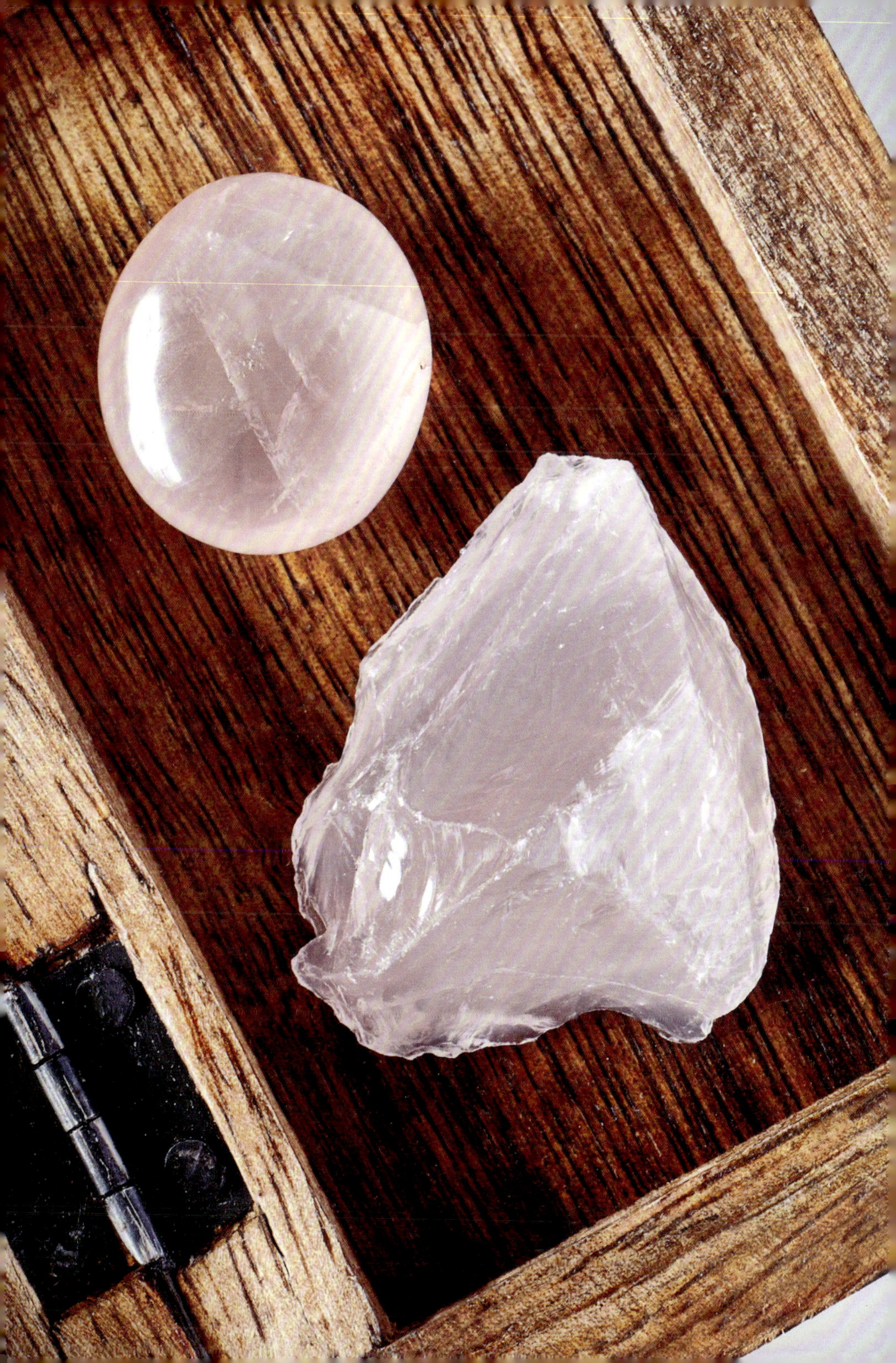

SCHWARZER TURMALIN (SCHÖRL)

Ich trage diesen Heilstein immer bei mir. Zum einen schluckt er jegliche negative Energie um mich herum, zum anderen kann ich ihn an andere weitergeben. In früheren Zeiten wehrten Magier mit dem schwarzen Turmalin »Dämonen« ab. Doch er absorbiert nicht nur negative Energie und gibt dir Schutz. Der schwarze Turmalin sorgt dafür, dass du geerdet bleibst. Er verleiht Selbstbewusstsein und reinigt ein Umfeld, in dem es zu emotional negativen Erfahrungen gekommen ist. Bricht ein schwarzer Turmalin, ist er mit negativer Energie gesättigt. Gib ihn der Erde zurück und besorge dir ein neues Exemplar.

HERKUNFT: Australien, Brasilien, Sri Lanka, Vereinigte Staaten

GITTERSTRUKTUR: hexagonal

FORM: Rohstein, als Nadeln in Bergkristall (Turmalinquarz), Trommel- und Schmuckstein

ENERGIE: absorbierend

FARBEN: schwarz

CHAKRA: Wurzelchakra

PLATZIERUNG: Trag ihn in der Hosentasche, in der Nähe des Wurzelchakras. Leg einen schwarzen Turmalin neben dein Bett. Wenn du dich vor Negativität schützen willst, platziere ihn zwischen dir und der Quelle der negativen Energie.

QUALITÄTEN: Der schwarze Turmalin steht für seelischen Schutz und Schutz vor Negativität. Er sorgt für Erdung, lindert Stress und klärt negative Gefühle.

PASST GUT ZU: Bergkristall

TIPPS ZUR ANWENDUNG: Hast du an deinem Arbeitsplatz mit einem extrem negativen Kollegen zu tun, platziere einen schwarzen Turmalin zwischen dir und diesem Menschen.

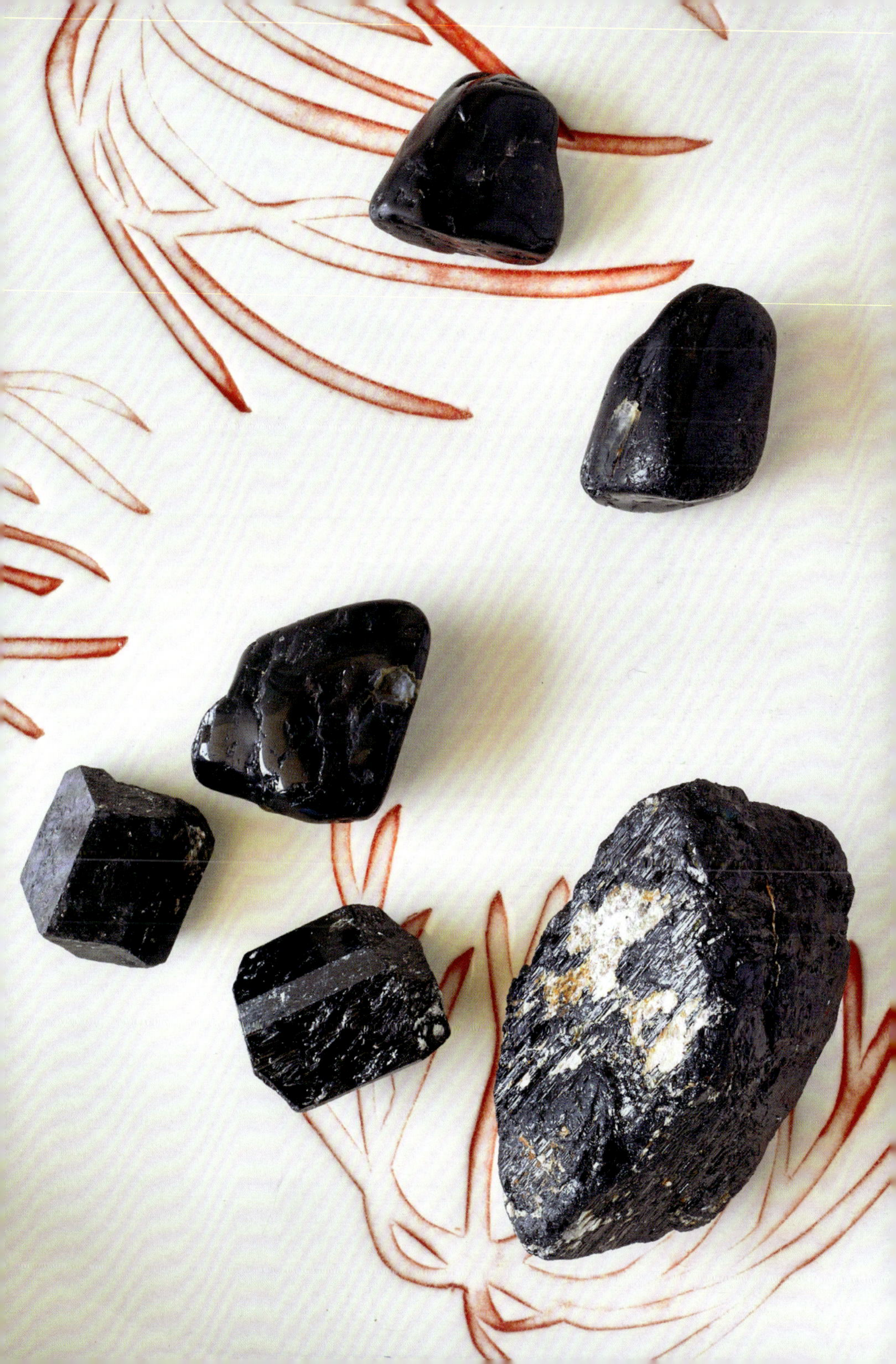

TÜRKIS

Der Türkis ist für viele Ureinwohner ein heiliger Stein. In früherer Zeit wurde er vor allem von Schamanen und Kriegern benutzt. Er ist weltweit bekannt und verbreitet. Es heißt unter anderem, dass der Türkis Reiter vor Stürzen bewahrt. Aber er schenkt auch einen klaren Blick, Spiritualität sowie persönliche und spirituelle Macht. Allerdings ist bei diesem Stein Vorsicht geboten: Achte darauf, dass du auch tatsächlich einen Türkis kaufst. Viele Händler verkaufen nämlich gefärbte Howlithe als Türkis. Dieser hat eine ähnliche Aderung, sodass er leicht zum Türkis »umfrisiert« werden kann.

HERKUNFT: aus aller Welt

GITTERSTRUKTUR: triklin

FORM: als Rohstein, Trommel- und Schmuckstein

ENERGIE: absorbierend

FARBEN: zart blaugrün, apfelgrün, leuchtendes Türkis

CHAKRA: Halschakra

PLATZIERUNG: Trage ihn an einer Kette. Während der Meditation besonders am Halschakra. Ansonsten in der Kleidung, vorzugsweise in der Brusttasche.

QUALITÄTEN: Der Türkis fördert persönliche Stärke, Glück und Wohlstand. Er sorgt für sicheres Reisen und ermöglicht uns den Ausdruck unserer innersten Wahrheit. Er lässt uns die Stimme für kreative Ideen erheben und schützt vor Diebstahl. Dabei unterstützt er Strebsamkeit und Durchsetzung, beruhigt und nimmt überschüssige Energien auf. Er ist ein Stein der Harmonisierung.

PASST GUT ZU: Bergkristall, Onyx

TIPPS ZUR ANWENDUNG: Wenn es in deiner Beziehung kriselt, leg einen Türkis ins Schlafzimmer. Er fördert Harmonie.

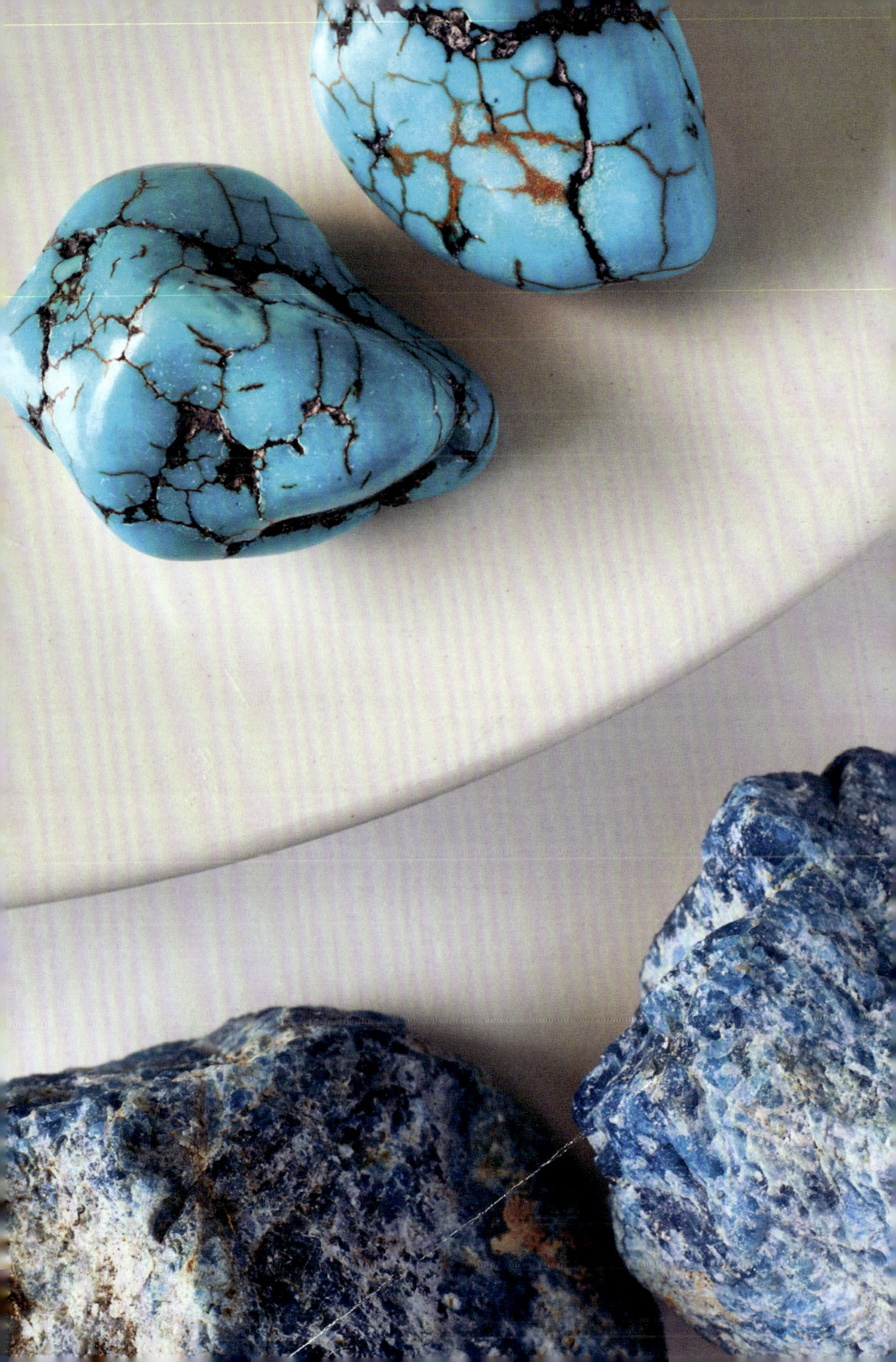

KAPITEL 6

40 HEILSTEINE, DIE DU KENNEN SOLLTEST

Wenn du in ein Geschäft für Heilsteine gehst, stehst du vor einer unglaublichen Fülle an Kristallen, die dich vermutlich erst mal völlig überwältigt. Ich empfehle zwar immer, jene Heilsteine zu erwerben, von denen man sich angezogen fühlt, doch ein paar grundlegende Informationen vorab helfen, dass man sich im Garten der Kristalle nicht so verloren vorkommt. Daher stelle ich dir in diesem Kapitel 40 Heilsteine vor, die preislich günstig, vielseitig einsetzbar und in den entsprechenden Geschäften auch leicht zu bekommen sind. Wunderbare Heilsteine für Einsteiger, die dir jetzt und auch künftig gute Dienste leisten werden.

Die Zeit vergeht, und das bedeutet, dass auch deine »kristallinen Bedürfnisse« sich wandeln. Wenn du dich von einem Heilstein angezogen fühlst, der in diesem Buch nicht erwähnt ist, zögere nicht: Nimm den Stein, der dich erwählt hat, ganz egal, was ich hier schreibe. Sei offen für die Erfahrung, wie es sich anfühlt, mit Hilfe deiner inneren Führung den richtigen Heilstein zu finden.

ACHAT

Achate kommen in den unterschiedlichsten Farben vor – in allen Tönen des Regenbogens. Die verschiedenen Achate haben auch je nach Farbe leicht unterschiedliche Eigenschaften. Da Achate aber aus Quarz bestehen (üblicherweise aus Chalzedon), ist allen die hexagonale Struktur eigen. Und das heißt, dass Achate dir helfen, deine Wünsche zu erfüllen.

HERKUNFT: aus aller Welt

GITTERSTRUKTUR: hexagonal

FORM: Rohstein, als Geode oder Achatmandel, Scheibe, Trommel- und Schmuckstein

ENERGIE: verstärkend

FARBEN: schwarz, blau, braun, grau, grün, vielfarbig, orange, violett, rot, weiß, gelb

CHAKRA: von der Farbe abhängig

PLATZIERUNG: Leg ihn auf die entsprechenden Chakren auf. Trage ihn in der Tasche oder als Schmuck.

QUALITÄTEN: Schenkt emotionale Ausgeglichenheit, Ruhe, Fokus und Konzentration. Blau – Kommunikation, Ehrlichkeit; moosgrün – bedingungslose Liebe, Wohlstand; orange und braun – Selbstkontrolle; rosa – Mitgefühl; andere Farben: siehe die Beschreibung der Chakren, die zu dieser Farbe gehören.

PASST GUT ZU: Bergkristall, anderen Achaten

TIPPS ZUR ANWENDUNG: Achate sind wunderschön gemustert, gebändert, mit mandel- oder sternförmigen Einlagerungen, manche stellen ganze Landschaften dar. Man kann Achate auch selbst suchen gehen: an Felsküsten zum Beispiel.

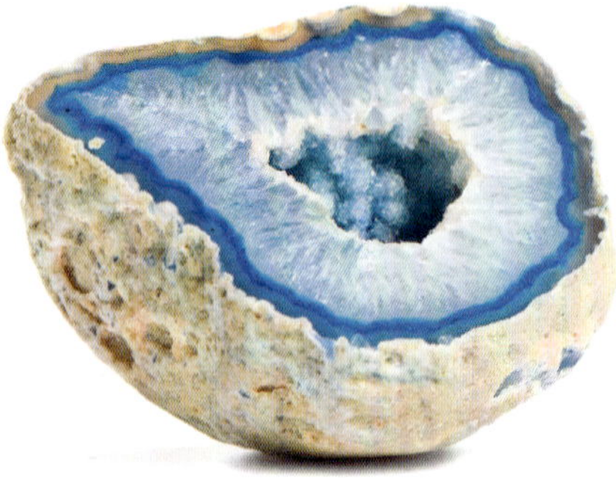

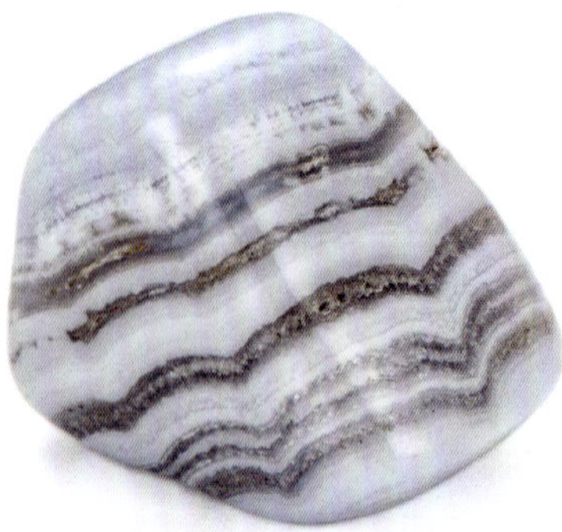

AMAZONIT

Der Amazonit gehört wie der Fluorit zu den Feldspaten. Der Amazonit ist der Stein der Wahrheit und des Mutes. Seine blaugrüne Farbe passt sowohl zum Herz- als auch zum Halschakra und erinnert ans Meer. Er schenkt Ruhe und Frieden, eignet sich gut für den Ausgleich.

HERKUNFT: Australien, Brasilien, Kanada, Vereinigte Staaten

GITTERSTRUKTUR: monoklin

FORM: als Rohstein, Trommel- und Schmuckstein

ENERGIE: aufnehmend

FARBEN: blau, blaugrün, grün

CHAKRA: Herz- und Halschakra

PLATZIERUNG: Trage ihn über dem Herz- oder am Halschakra. Oder auf der Höhe zwischen den beiden Chakren. Sehr schön sind auch Ketten oder Ohrringe.

QUALITÄTEN: Ausdruck der eigenen Wahrheit. Fördert die Balance zwischen Hals- und Herzchakra. Schenkt bedingungslose Liebe, Frieden, Verständnis, Integrität. Fördert Vergebung, Wohlstand und schützt vor negativen Emotionen.

PASST GUT ZU: Rosenquarz

TIPPS ZUR ANWENDUNG: Trage den Amazonit als Kette oder Armband, wenn du einen stressigen Tag vor dir hast – er wird dich beruhigen.

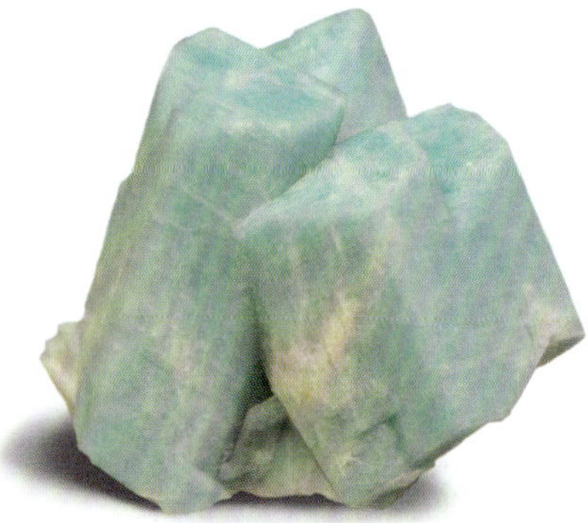

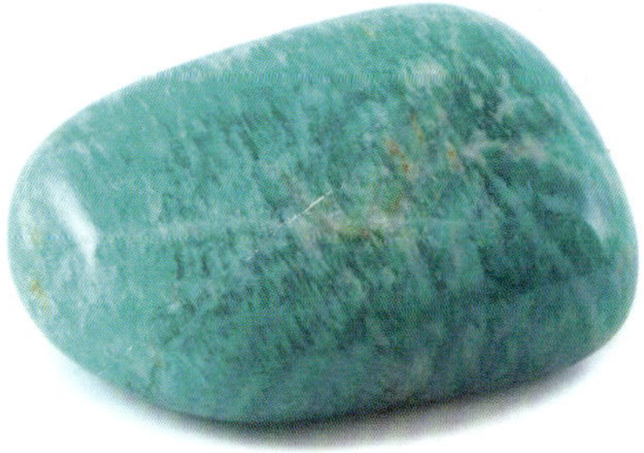

AMETRIN

Im Ametrin sind Citrin und Amethyst auf natürliche Weise vereint. Die violette und gelbe Farbstellung macht den Ametrin zu einem bildschönen Stein und vereint die heilsamen Kräfte beider Mineralien. Schon aufgrund seiner Schönheit ist dies einer meiner Lieblingssteine.

HERKUNFT: Kanada, Mexiko, Sri Lanka, Vereinigte Staaten

GITTERSTRUKTUR: hexagonal

FORM: Rohstein, Spitzen, Kristallstufe, Trommel- und Schmuckstein

ENERGIE: verstärkend

FARBEN: gelb und violett

CHAKRA: Solarplexuschakra, Stirn- und Kronenchakra

PLATZIERUNG: Auf dem Solarplexuschakra, am dritten Auge, auf dem Kronenchakra, am Kopfteil deines Bettes

QUALITÄTEN: Er verstärkt die Qualitäten von Citrin und Amethyst, schenkt Wohlstand und Fülle, reinigt, wandelt Negativität um und erleichtert den Fluss positiver Energie. Er gleicht entgegengesetzte Energien aus, vereint den Willen des Göttlichen mit unserem eigenen und hebt egoistische Gedanken auf eine höhere Ebene. Außerdem fördert er spirituelle Träume.

PASST GUT ZU: Amethyst, Citrin und Bergkristall

TIPPS ZUR ANWENDUNG: Eine Ametrinkette sorgt für einen gleichmäßigen Energiefluss vom Solarplexus bis hinauf zum Kronenchakra.

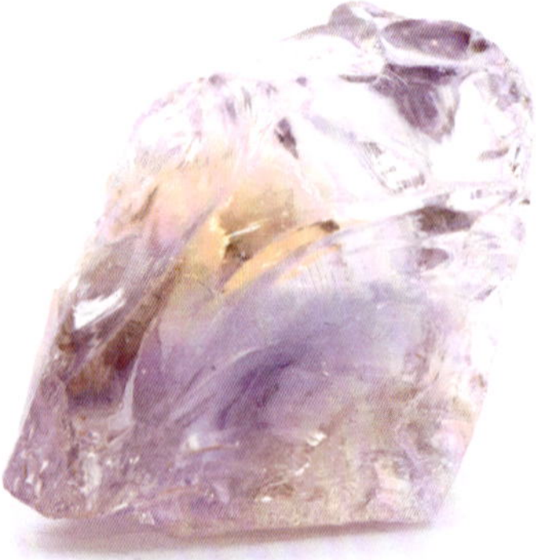

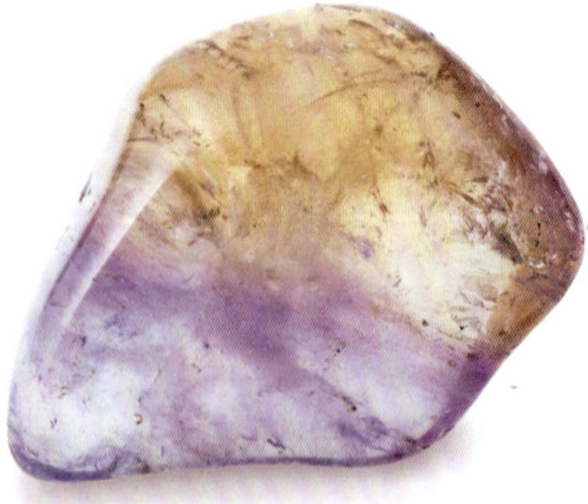

APACHENTRÄNEN

Apachentränen sind Obsidiane in runder oder ovaler Form. Strenggenommen handelt es sich dabei nicht um Kristalle, sondern um vulkanisches Glas. Trotzdem besitzen diese Steine heilsame Eigenschaften, vor allem für Menschen, die in Trauer sind.

HERKUNFT: aus aller Welt

GITTERSTRUKTUR: amorph

FORM: Rohstein, oval oder rund

ENERGIE: aufnehmend

FARBEN: dunkelgrau, schwarz

CHAKRA: Wurzelchakra

PLATZIERUNG: Trage ihn in der Hosen- oder Jackentasche, wenn du mit negativen Gefühlen zu kämpfen hast. Verwende ihn als Handschmeichler für deine dominante Hand.

QUALITÄTEN: Hilft bei Trauer, schenkt emotionale Heilung. Außerdem unterstützt er die Verarbeitung schlimmer Erlebnisse und negativer Gefühle.

PASST GUT ZU: Rosenquarz

TIPPS ZUR ANWENDUNG: Hast du einen geliebten Menschen verloren, so trage die Apachentränen mit dir und benutze sie als Handschmeichler, wenn die Trauer dich zu überwältigen droht.

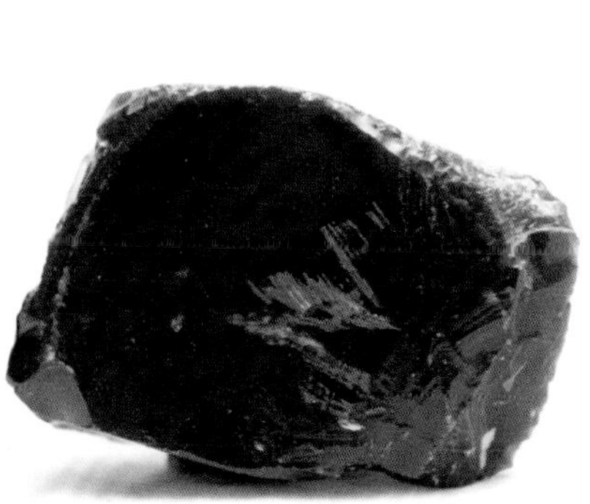

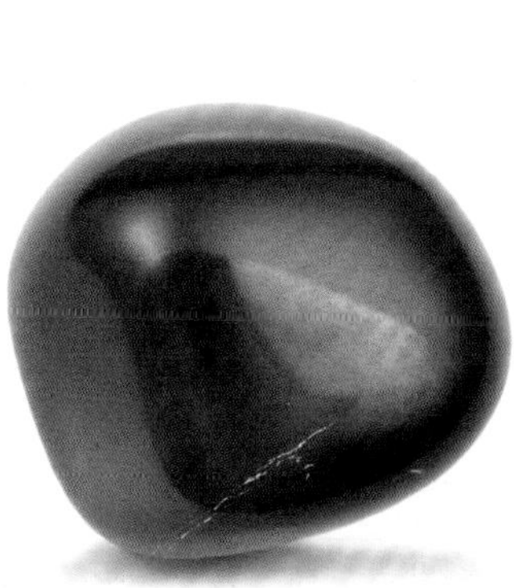

APATIT

Der Apatit ist von einem bildschönen Blaugrün, aber leider auch sehr spröde. Also bewahre den Apatit nach Möglichkeit nicht mit anderen Kristallen zusammen auf. Wickle ihn sorgsam in ein Tuch, damit er nicht beschädigt wird. Dieser Stein ist ein Fanal spiritueller Weisheit und Wahrheit.

HERKUNFT: Mexiko, Norwegen, Russland, Vereinigte Staaten

GITTERSTRUKTUR: hexagonal

FORM: Rohstein, Spitzen, Trommel- und Schmuckstein

ENERGIE: verstärkend

FARBEN: zartblau, tiefblau, violett, gelb, selten auch rosarot und ganz klar

CHAKRA: rosa – Herz- oder Wurzelchakra; gelb – Solarplexuschakra; zartblau – Herzchakra; zart- und tiefblau – Halschakra; violett – drittes Auge; klar – Kronenchakra

PLATZIERUNG: Trage ihn möglichst nahe an dem Chakra, das seiner Farbe entspricht. In der Tasche (sorgsam eingehüllt), wenn du schüchtern bist. Halte ihn bei der Meditation in der nichtdominanten Hand.

QUALITÄTEN: Konzentration auf die eigenen Ziele, Verbindung zum Göttlichen, Ausleiten von Negativität. Er erhöht energetische Schwingungen, stärkt unsere Intuition und erleichtert den Ausdruck unserer ureigensten Wahrheit. Er fördert Motivation und Selbstbewusstsein und lindert soziale Ängste.

PASST GUT ZU: Bergkristall, Amethyst, Rosenquarz

TIPPS ZUR ANWENDUNG: Bewahre ihn mit größter Sorgfalt auf, denn der Apatit splittert leicht.

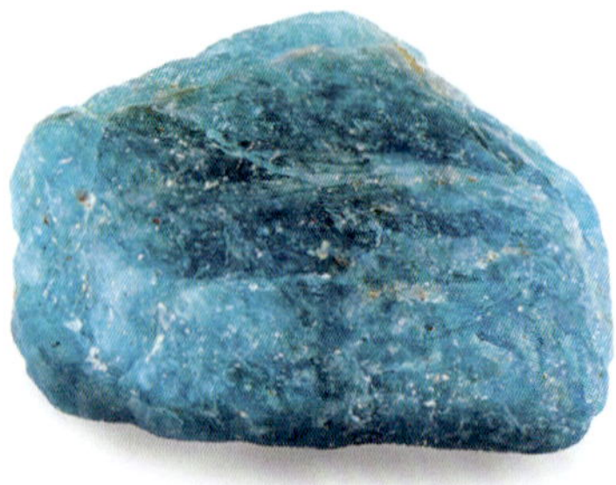

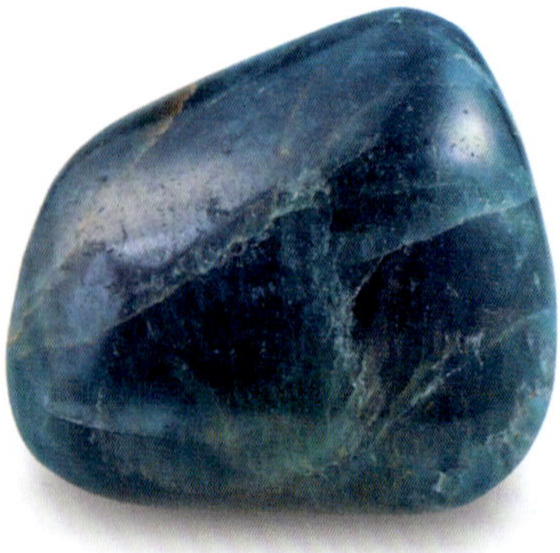

AQUAMARIN

Der Aquamarin ist der Stein der Manifestation. Er zieht den Gegenstand deiner Wünsche an. Seine wunderschöne zartblaue Farbe wirkt beruhigend und tröstlich. Ein wunderbarer Stein für Menschen mit Phobien und anderen Ängsten. Er schützt auch auf Reisen.

HERKUNFT: Brasilien, Mexiko, Russland, Vereinigte Staaten

GITTERSTRUKTUR: hexagonal

FORM: Rohstein, Spitzen, Kristallstufe, Trommel- und Schmuckstein

ENERGIE: verstärkend

FARBEN: zartblau, blau, blaugrün

CHAKRA: Herz-, Hals- und Stirnchakra

PLATZIERUNG: Am Halschakra, um die Energie auszubalancieren, die vom Herzen zum dritten Auge fließt. Als Kette oder zu anderen Schmuckformen verarbeitet (zum Beispiel Ohrringe), die gegen Ängste und Phobien helfen. Halte ihn in der nichtdominanten Hand, während du meditierst oder Affirmationen sprichst.

QUALITÄTEN: Beruhigend, lindert Ängste und Phobien. Er unterstützt das Anziehen von erwünschten Dingen oder Erfahrungen, gleicht den Energiefluss zwischen den Chakren aus und fördert Mut sowie Selbstausdruck. Der Aquamarin schützt und hilft bei der Suche nach spirituellen Wahrheiten.

PASST GUT ZU: Bergkristall, Amethyst, Türkis

TIPPS ZUR ANWENDUNG: Wenn du mit Affirmationen arbeitest, halte einen Aquamarin in der nichtdominanten Hand. Das hilft, die entsprechende Erfahrung Wirklichkeit werden zu lassen.

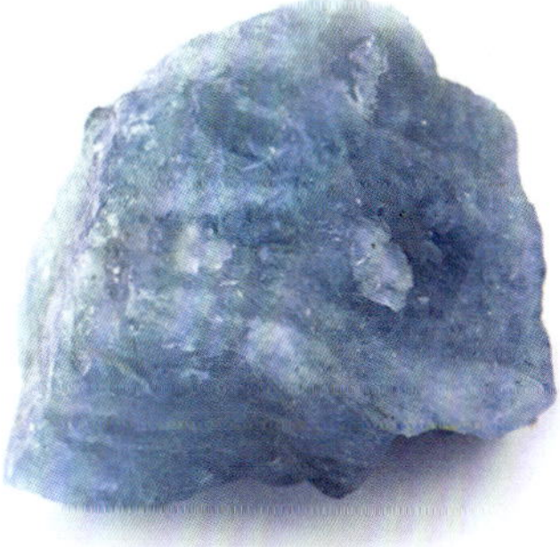

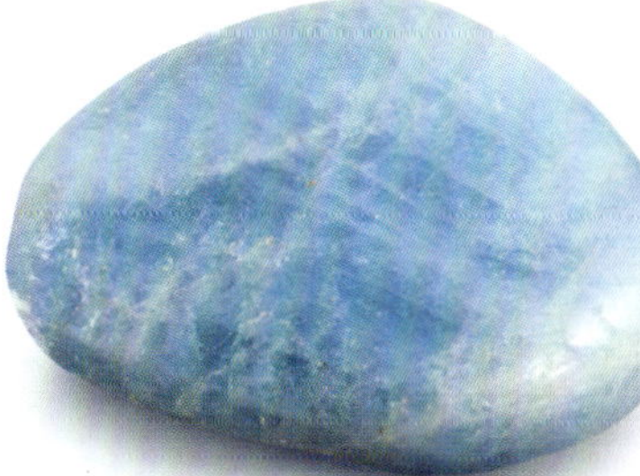

AVENTURIN

Besteht aus Quarz, in den andere Mineralien eingelagert sind (was die verschiedenen Farben verursacht). Der Aventurin begegnet uns in Blau, Grün, Rot, Orange, Gelb oder Weiß, aber die weitaus häufigste Farbe ist Grün. Da sein Hauptbestandteil Quarz ist, verstärkt er die Energien jener Chakren, die zu seinen Farben gehören.

HERKUNFT: Brasilien, China, Russland, Tibet

GITTERSTRUKTUR: hexagonal

FORM: Rohstein, Spitzen, Trommel- und Schmuckstein

ENERGIE: verstärkend

FARBEN: blau, blaugrün, grün (am häufigsten), rot, orange, gelb, weiß

CHAKRA: rot - Wurzelchakra; orange – Sakralchakra; grün – Herzchakra; gelb – Solarplexuschakra; blau – Stirn- und Halschakra; weiß – Kronenchakra

PLATZIERUNG: Leg ihn auf das zur jeweiligen Farbe gehörende Chakra. Trag ihn als Schmuck oder in der Brieftasche.

QUALITÄTEN: Blau – fördert Kommunikation, hilft bei der Manifestation von Wünschen, verbessert die Selbstdisziplin; grün – fördert Führungsqualitäten und Wohlstand, stärkt bedingungslose Liebe, löst Ängste; rot/orange – fördert ein Gefühl der Sicherheit und Geborgenheit; weiß – verstärkt die Kommunikation mit dem höheren Selbst, gleicht Chakren aus; gelb – fördert die Selbstachtung.

PASST GUT ZU: Turmalin, Türkis

TIPPS ZUR ANWENDUNG: Trage einen grünen Aventurin bei dir, wenn du ein wichtiges Meeting hast. Er verstärkt Führungsqualitäten.

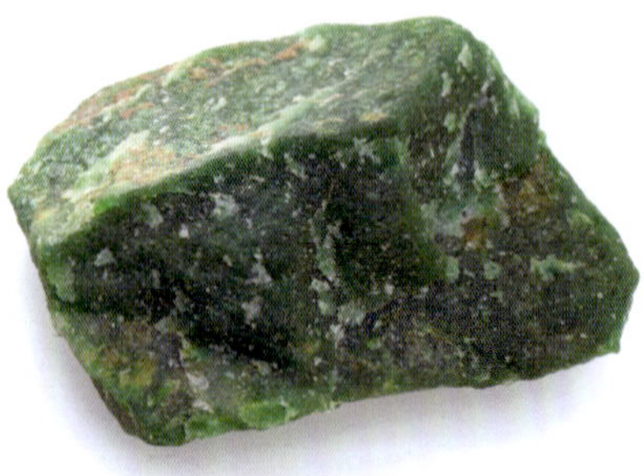

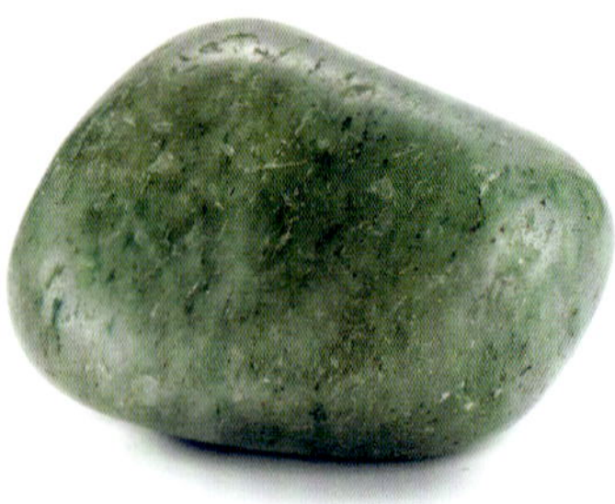

BERNSTEIN

Bernstein ist kein Kristall – sondern versteinertes Baumharz. Viele Menschen nutzen ihn aber wie einen Kristall, weil er der Heilung dient. Die alternative Medizin verwendet ihn seit Jahren als Kette für zahnende Babys, weil er unter anderem Entzündungen verhindert. (Allerdings sollten die Kleinen diese Ketten nur unter Aufsicht tragen, damit sie sie nicht zerreißen und die Perlen etwa verschlucken können.)

HERKUNFT: Baltische Länder, Deutschland, Rumänien, Russland

GITTERSTRUKTUR: amorph

FORM: Rohstein, Trommel- und Schmuckstein

ENERGIE: aufnehmend und verstärkend

FARBEN: braun, goldfarben, goldbraun, honigfarben und orange

CHAKRA: Solarplexuschakra

PLATZIERUNG: Trage ihn auf dem Solarplexuschakra. Leg ihn auf schmerzende oder entzündete Stellen auf. Trag ihn als Schmuck oder in der Hosentasche.

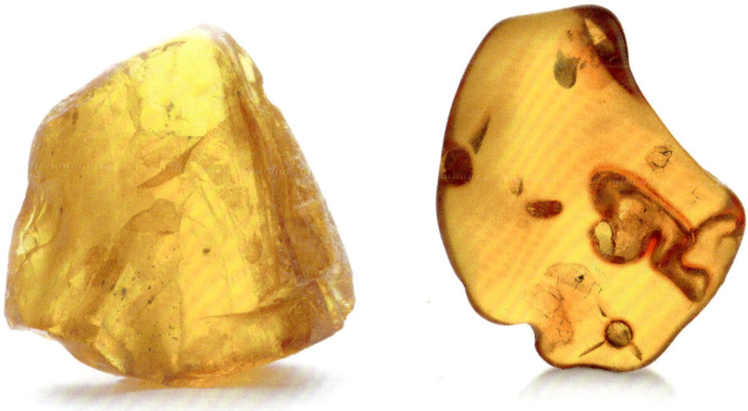

CALCIT

Der Calcit präsentiert sich in allen Regenbogenfarben. Seine Eigenschaften haben mit der farblichen Zuordnung zu den Chakren zu tun. Seine hexagonale Struktur weist darauf hin, dass er dir hilft, deine Wünsche zu verwirklichen. Mit ihm lernst du, Dinge und Erfahrungen zu manifestieren.

HERKUNFT: Brasilien, Island, Russland, Vereinigte Staaten

GITTERSTRUKTUR: hexagonal

FORM: Rohstein, Spitzen, Kristallstufe, Trommel- und Schmuckstein

ENERGIE: verstärkend

FARBEN: schwarz, blau, grau, grün, honig- oder orangefarben, pfirsichfarben, rosa, rot, violett und weiß

CHAKRA: rot, schwarz oder grau – Wurzelchakra; orange oder pfirsichfarben – Sakralchakra; honigfarben oder gelb – Solarplexuschakra; grün oder rosa – Herzchakra; blau – Halschakra; violett – Stirnchakra; weiß – Kronenchakra

PLATZIERUNG: Leg ihn auf das jeweilige Chakra auf. Trage ihn in der Hosen- oder Jackentasche oder halte ihn beim Meditieren in der nichtdominanten Hand.

QUALITÄTEN: Fähigkeit zur Manifestation. Verstärkt Energien, reinigt, erdet und schenkt inneren Frieden. Blau – die eigene Wahrheit erkennen und ausdrücken, Integrität; grün – Fülle, Wohlstand; honigfarben, gelb – Selbstachtung; violett – Intuition; orange- oder pfirsichfarben – Eigenwille; weiß – Kommunikation mit einer höheren Macht, spirituelles Wachstum.

PASST GUT ZU: anderen Calciten in anderen Farben

TIPPS ZUR ANWENDUNG: Schaffe dir eine entspannende, friedliche Atmosphäre im eigenen Heim, indem du Calcite in verschiedenen Farben im Raum platzierst.

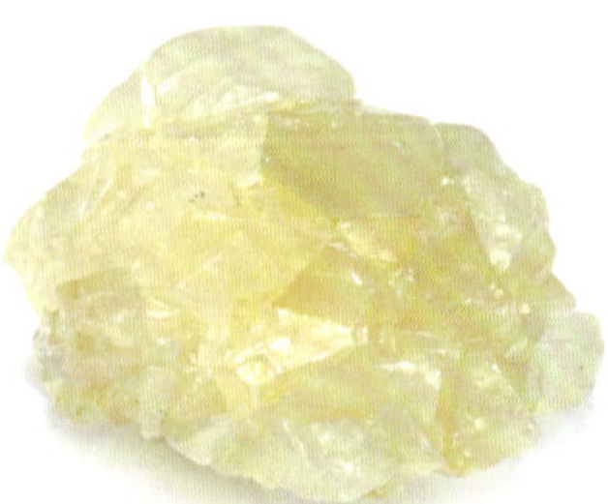

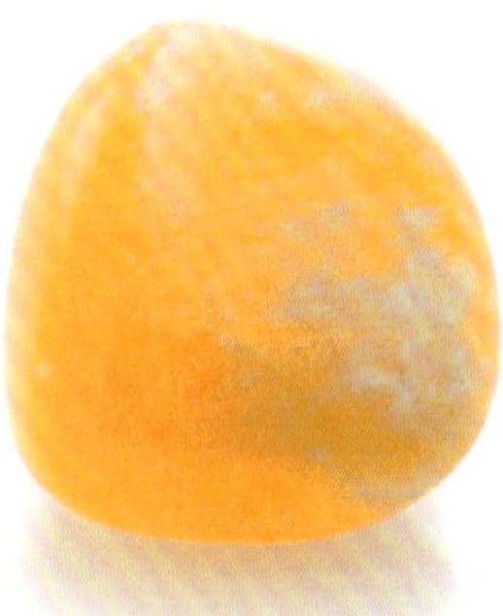

CHALZEDON

Der Chalzedon ist eine Form des Quarzes, die ihre Farbe von den Einschlüssen verschiedenster Mineralstoffe erhält. Achate (und Karneole) sind eine Form des Chalzedons. Im Rahmen der Verwendung als Heilsteine aber spricht man vom Chalzedon meist als der cremig hellblauen Variante, die man auch als »Sprecherstein« bezeichnet. Er verhilft uns dazu, unsere Wahrheit so taktvoll wie möglich auszudrücken.

HERKUNFT: Australien, Brasilien, Russland, Vereinigte Staaten

GITTERSTRUKTUR: hexagonal/monoklin

FORM: Rohstein, Geode, Trommel- und Schmuckstein

ENERGIE: verstärkend

FARBEN: blau

CHAKRA: Halschakra

PLATZIERUNG: Am besten trägt man ihn als Kette oder Ohrring (funktioniert wunderbar). So kann er direkt auf das Halschakra einwirken. Auch die Brusttasche von Hemd und Jacke ist eine gute Möglichkeit.

QUALITÄTEN: Fähigkeit zur Manifestation, Schutz, Ausdruck der ureigensten Wahrheit und kreativer Ideen. Er fördert Frieden, lindert Selbstzweifel und gleicht Emotionen aus.

PASST GUT ZU: Bergkristall, Sodalith, Lapislazuli Peridot

TIPPS ZUR ANWENDUNG: Berühre mit der Zungenspitze oder mit den Lippen einen hellblauen Chalzedon, bevor du einen Vortrag hältst.

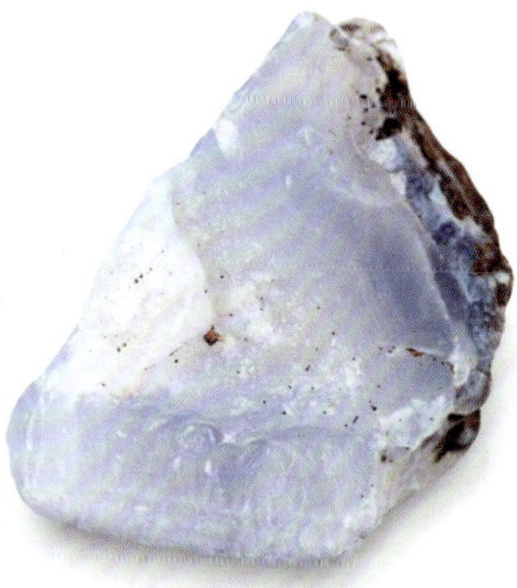

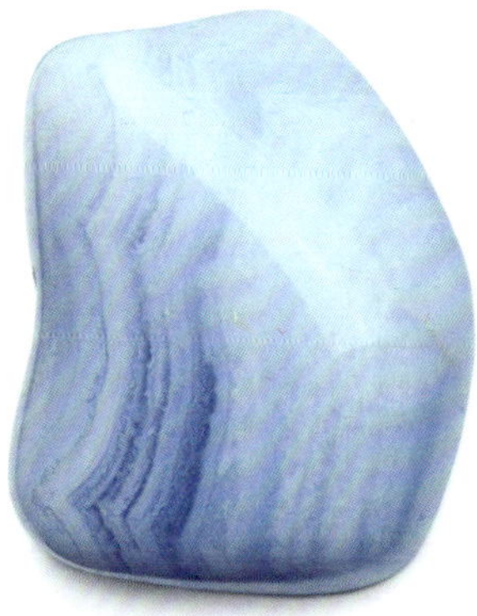

DANBURIT

Der Danburit kommt in den unterschiedlichsten Farben vor, die auf die einzelnen Chakren einwirken. In welcher Farbe auch immer: Der Stein hat eine sehr hohe Schwingungsenergie, die man mit spiritueller Erleuchtung und der Beziehung zu einer höheren Macht in Verbindung bringt. Er reinigt und klärt, vor allem bei schweren emotionalen Verletzungen und dem damit verbundenen Schmerz.

HERKUNFT: Japan, Mexiko, Russland, Vereinigte Staaten

GITTERSTRUKTUR: rhombisch

FORM: Rohstein, Trommel- und Schmuckstein

ENERGIE: verstärkend

FARBEN: klar, grau, grün

CHAKRA: grün – Herzchakra, klar und grau – Kronenchakra

PLATZIERUNG: Auf dem Herz- bzw. dem Kronenchakra auflegen. Während stressiger Zeiten am besten in der Hosentasche tragen. Im eigenen Heim, um es mit heilsamer Energie zu durchfluten.

QUALITÄTEN: Intuition, tiefe emotionale Heilung, Mitgefühl und bedingungslose Liebe, Verbindung der oberen Chakren (vom Herz- bis zum Kronenchakra). Erleichtert Übergänge, beruhigt und lindert Stress. Klärt die Aura, reinigt allgemein.

PASST GUT ZU: allen Heilsteinen, vor allem solchen mit hoher Schwingungsenergie wie dem Phenakit, Tektit und Moldawit.

TIPPS ZUR ANWENDUNG:
Danburit ist ein großartiger Stein für eine Meditation, in der du Kontakt zu deiner höheren Macht herstellst. Halte bei der Meditation je einen Danburit in jeder Hand.

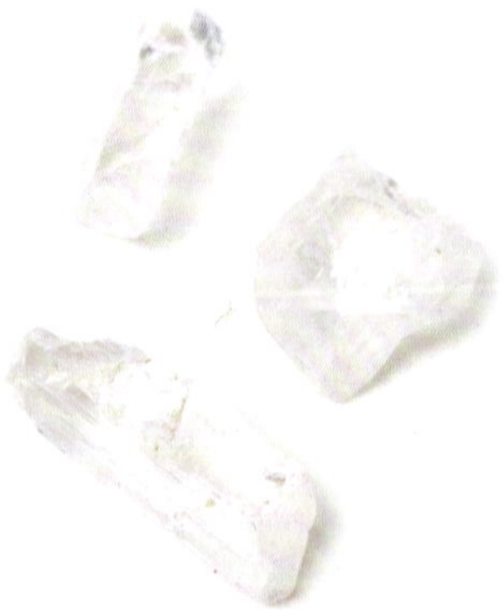

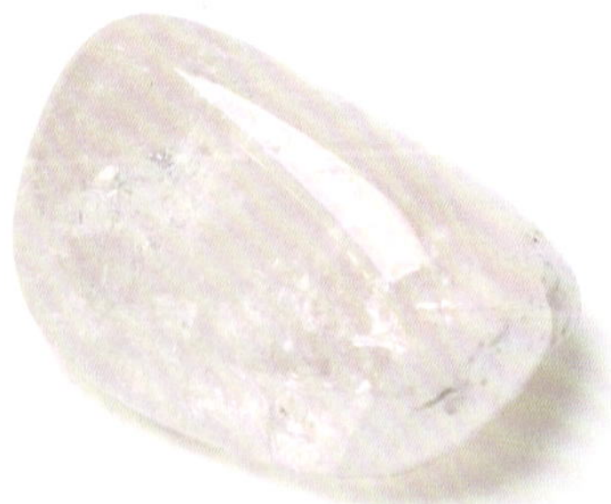

EPIDOT

Als Stein mit monokliner Kristallstruktur ist der Epidot ein Schutzstein, der mit Liebe und dem Herzchakra zu tun hat. Er kann zwischenmenschliche Beziehungen verbessern, stiftet mehr Balance zwischen den Partnern und fördert Liebe und persönliches Wachstum. Außerdem verstärkt er die Energie anderer Steine.

HERKUNFT: Kanada, Frankreich, Norwegen, Russland, Vereinigte Staaten

GITTERSTRUKTUR: monoklin

FORM: Rohstein, Trommel- und Schmuckstein

ENERGIE: verstärkend

FARBEN: grün

CHAKRA: Herzchakra

PLATZIERUNG: Auf dem Herzchakra auflegen. Nach der Meditation in der Hand gehalten erdet er seinen Träger. Wenn du die Energie eines Heilsteins verstärken möchtest, leg einen Epidot daneben.

QUALITÄTEN: Wohlstand, Liebe, Verbindung zur Natur. Optimismus und Erdung. Klärt energetische Blockaden, holt uns aus festgetretenen Pfaden. Stärkt und regt uns zur Heilung an.

PASST GUT ZU: allen Steinen, die verstärkt werden müssen

TIPPS ZUR ANWENDUNG: Wenn du in einer Stadt lebst und selten hinaus in die Natur kommst, nutze zur Meditation einen Epidot. Das verbindet dich mit der Natur.

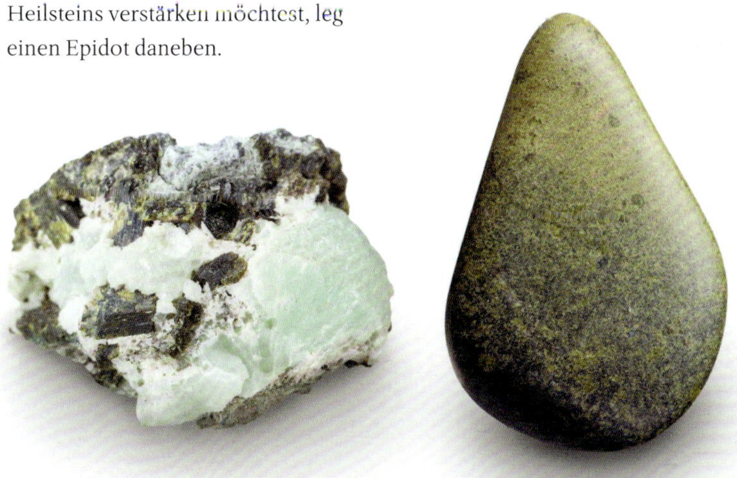

FUCHSIT

Der Fuchsit ist ein schillernd grünes Silikatmineral, das man auch »Chromglimmer« nennt. Er gehört zu den Schutzsteinen. Häufig findet man Fuchsit mit einem eingebetteten Rubin. Der Fuchsit (ob nun mit oder ohne Rubinanteile) ist ein Stein für Heiler, der sowohl körperliche als auch energetische und emotionale Heilung unterstützt.

HERKUNFT: Brasilien, Indien, Russland

GITTERSTRUKTUR: monoklin

FORM: als roher und polierter Stein

ENERGIE: absorbierend

FARBEN: grün

CHAKRA: Herzchakra

PLATZIERUNG: Auf das Herzchakra auflegen, mit Rubinanteilen auf das Wurzel- und Herzchakra. Gut als Anhänger oder Armband.

QUALITÄTEN: Heilung auf körperlicher, emotionaler und spiritueller Ebene. Erneuerung. Verjüngung. Gleichgewicht, Wohlstand, Liebe. Verstärkt die Energie anderer Kristalle.

PASST GUT ZU: Rubin

TIPPS ZUR ANWENDUNG: Fuchsit ist ein weiches Mineral, das schnell Schäden davonträgt. Bewahre ihn getrennt von anderen Heilsteinen auf.

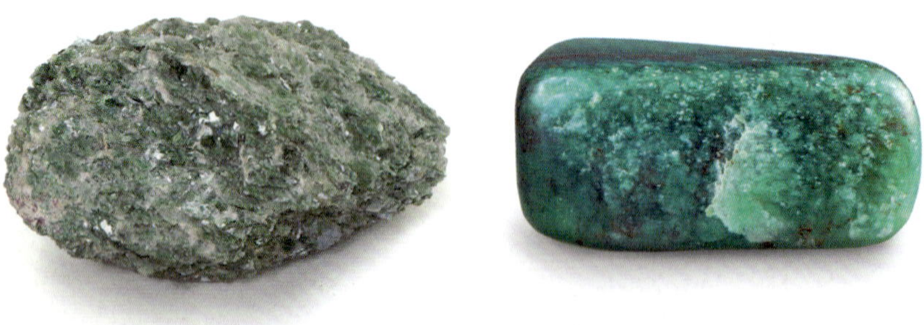

GRANAT

Wenn man an Granate denkt, schweben einem immer die dunkelroten Varianten vor, die man Pyrop nennt. Doch der Granat ist auch in anderen Farben erhältlich. Spessartine sind ziegelrot, Hessonite leuchten gelb bis braun. Mandaringranate zeigen ein leuchtendes Orange, Tsavorithe ein ebenso strahlendes Grün.

HERKUNFT: aus aller Welt

GITTERSTRUKTUR: kubisch

FORM: Rohstein, Spitzen, Kristallstufe, Trommel- und Schmuckstein

ENERGIE: verstärkend

FARBEN: braun, grün, orange, hellrot, dunkelrot, gelb

CHAKRA: rot – Wurzelchakra, orange oder braun – Sakralchakra, grün – Herzchakra

PLATZIERUNG: Am besten legt man den Granat je nach Farbe auf das zugehörige Chakra auf. Auch als Schmuck ist Granat sehr hilfreich, vor allem als Ring oder Armband.

QUALITÄTEN: Verstärkung von Energien, Schutz, Fähigkeit zur Manifestation. Erleichtert Übergänge, schenkt Energie und Vitalität. Hilft bei der Überwindung von Traumata und beim Ablegen von Vorstellungen, die uns Grenzen auferlegen. Der grüne Tsavorith schenkt Wohlstand. Die roten Varietäten erden und schützen. Die gelb- und orangefarbenen Steine fördern Erfolg im Beruf.

PASST GUT ZU: Granate anderer Farben, Rauchquarz und Bergkristall

TIPPS ZUR ANWENDUNG: Wenn du eine schwierige Umstellung zu meistern hast, trage Granate in der Tasche oder als Schmuck. Sie erleichtern dir den Übergang.

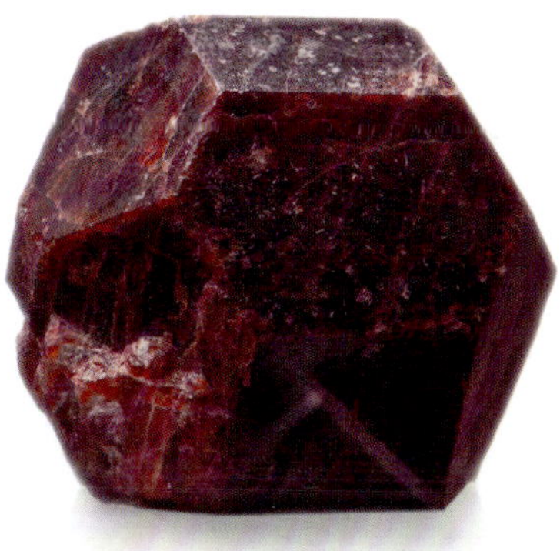

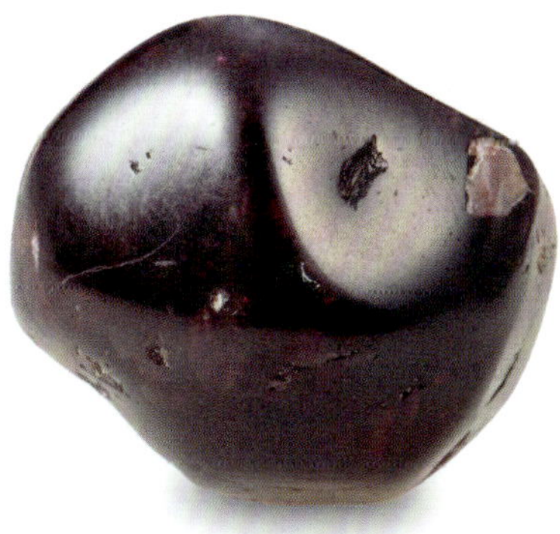

HOWLITH

Da der Howlith eine sehr ähnliche Äderung aufweist wie der Türkis, wird er häufig blau gefärbt und als Schmuckstein verkauft. Der Howlith hat eine stark pastellige Färbung in Weiß, Beige, Grau. Manchmal ist er auch ganz farblos. Der Stein verbindet die Menschen mit dem Göttlichen.

HERKUNFT: Vereinigte Staaten

GITTERSTRUKTUR: monoklin

FORM: Rohstein, Trommel- und Schmuckstein

ENERGIE: absorbierend

FARBEN: weiß, grau, beige, farblos

CHAKRA: Kronenchakra

PLATZIERUNG: Leg ihn aufs Kronenchakra auf oder trag ihn als Kette bzw. Ohrring.

QUALITÄTEN: Einschwingen auf das Göttliche. Verbindung zur höheren Wahrheit. Beruhigt bei Stress und Ängsten. Lindert stark negative Emotionen wie Zorn.

PASST GUT ZU: Türkis, Amethyst und Sodalith

TIPPS ZUR ANWENDUNG: Wenn du unter enormer Anspannung stehst, beruhigt Schmuck mit Howlithsteinen.

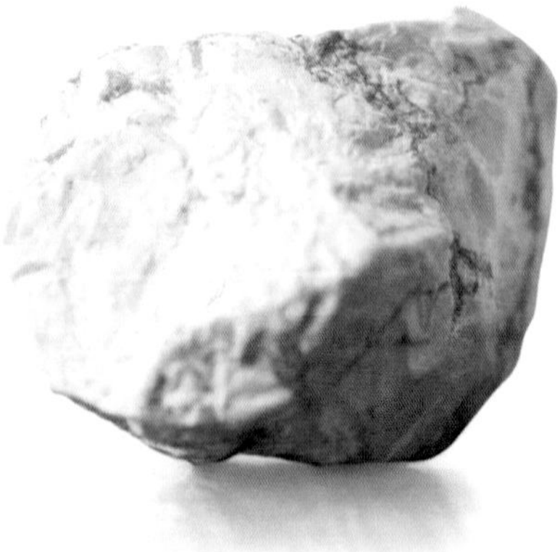

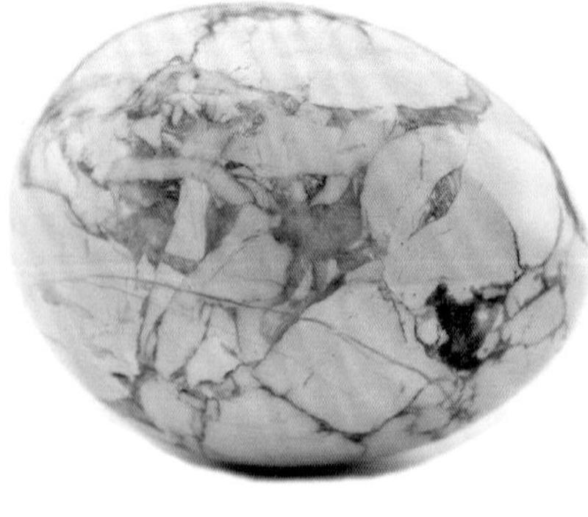

JADE

Jade wird seit Menschengedenken verwendet, meist als Schmuckstein oder zu Ziergegenständen geschnitzt. Die meisten Menschen kennen grüne Jade, doch Jade kann auch weiß oder orangefarben vorkommen. Da der Stein schon seit so langer Zeit und in so vielen Kulturen höchst beliebt ist, gibt es jede Menge gefärbter Fälschungen. Halte Ausschau nach Unregelmäßigkeiten in der Farbe, durchaus auch mal mit dem Vergrößerungsglas. Wenn es solche gibt, ist der Stein vermutlich echt.

HERKUNFT: China, Mittlerer Osten, Russland, Vereinigte Staaten

GITTERSTRUKTUR: monoklin

FORM: Rohstein, Trommel- und Schmuckstein

ENERGIE: absorbierend

FARBEN: schwarz, blau, grau, grün (am häufigsten), orange, violett, rot, weiß und gelb

CHAKRA: rot, schwarz oder grau – Wurzelchakra; orange – Sakralchakra; gelb – Solarplexuschakra; blau – Halschakra; grün – Herzchakra; violett – Stirnchakra; weiß – Kronenchakra

PLATZIERUNG: Auf die zugehörigen Chakren auflegen. In der Tasche oder als Schmuck tragen.

QUALITÄTEN: Verleiht Schutz und schenkt eine sichere Reise, lindert Schuldgefühle. Durchbricht negative Denkmuster. Verringert Machthunger. Stärkt die Lebensenergie. Fördert Vertrauen und jede Form von Liebe.

PASST GUT ZU: allen andersfarbigen Jadesteinen, Bergkristall, Malachit

TIPPS ZUR ANWENDUNG: Jade kann Asbest enthalten, also wasch dir am besten die Hände, nachdem du mit Jade gearbeitet hast.

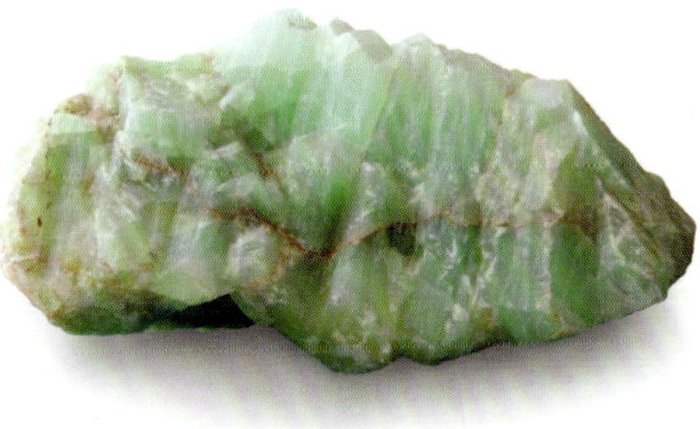

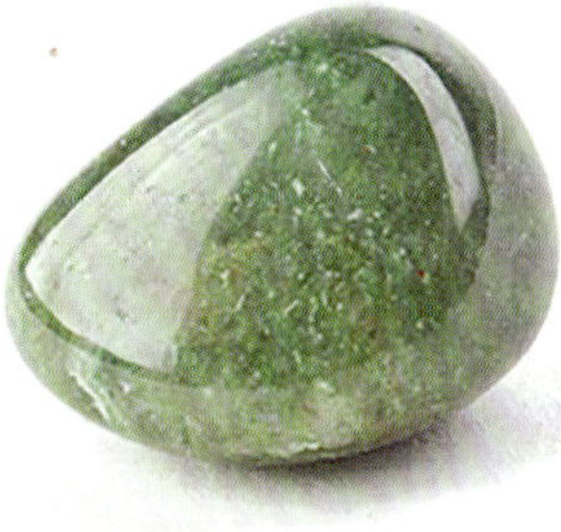

JASPIS

Vom Jaspis, der aus Quarzgestein besteht und mitunter Chalzedoneinlagerungen aufweist, gibt es eine ganze Reihe verschiedener Farben. Die unterschiedlichen Varianten haben auch jeweils andere Eigenschaften. Im Allgemeinen aber ist der Jaspis ein Manifestationsstein, der überschüssige Energie aufnehmen und deshalb zu energetischer Balance verhelfen kann.

HERKUNFT: aus aller Welt

GITTERSTRUKTUR: hexagonal

FORM: Rohstein, Trommel- und Schmuckstein

ENERGIE: absorbierend

FARBEN: schwarz, blau, braun, grün, orange, rot und gelb

CHAKRA: rot oder schwarz – Wurzelchakra; orange – Sakralchakra; gelb oder braun – Solarplexuschakra; grün – Herzchakra; blau – Hals- oder Stirnchakra

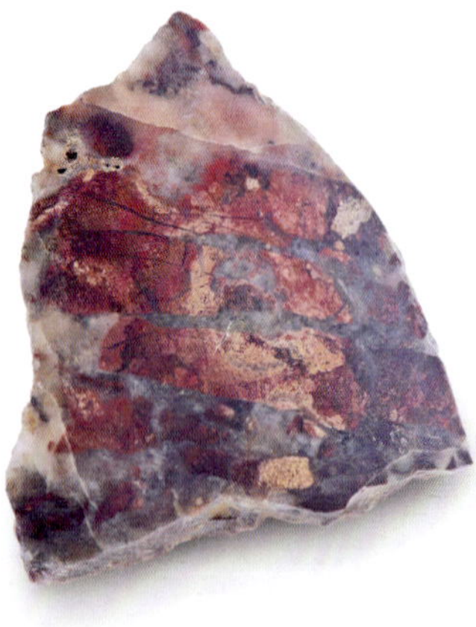

PLATZIERUNG: Leg den Jaspis auf das zugehörige Chakra auf. Trage ihn in der Hosen- bzw. Jackentasche oder als Schmuck.

QUALITÄTEN: Fähigkeit zur Manifestation, gleicht überschüssige Energie aus (zum Beispiel bei Süchten oder Zwangshandlungen). Wirkt erdend und stabilisierend.

PASST GUT ZU: allen anderen Jaspisformen und zu schwarzem Turmalin

TIPPS ZUR ANWENDUNG: Halte ihn nach der Meditation einige Zeit in der Hand und stell dir vor, wie aus deinen Fußsohlen Wurzeln in die Erde wachsen. So kann der Stein dich erden.

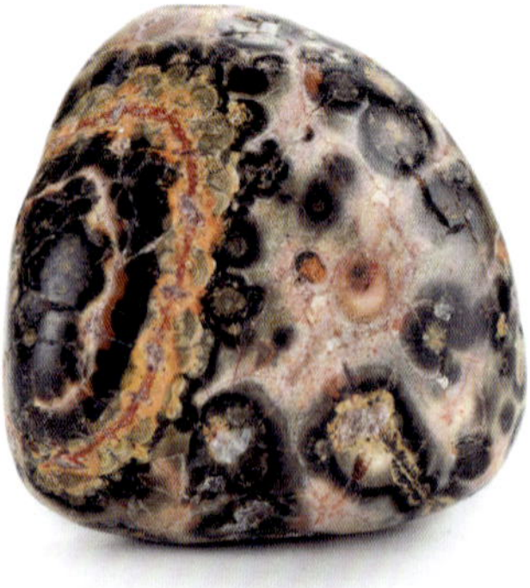

KYANIT (DISTHEN)

Blau ist die häufigste Farbgebung beim Kyanit, doch es gibt ihn auch in Gelb, Grün, Schwarz und Orange. Der Stein ist recht spröde und kommt als tafeliger Kristall vor, was ihn zu einem guten Handschmeichler macht. Ein Kyanit muss nicht gereinigt werden, weil er keine Energie halten kann – er fördert nur ihr Fließen. Daher stufen wir diesen Kristall auch nicht als »verstärkend« oder »absorbierend« ein.

HERKUNFT: Brasilien

GITTERSTRUKTUR: triklin

FORM: Rohstein, tafelige Blätter, Trommel- und Schmuckstein

FARBEN: schwarz, blau (am häufigsten), grau, grün, orange, gelb, weiß

CHAKRA: schwarz oder grau – Wurzelchakra; orange – Sakralchakra; gelb – Solarplexuschakra; grün – Herzchakra; blau – Hals- oder Stirnchakra; weiß – Kronenchakra

PLATZIERUNG: Leg ihn auf die entsprechenden Chakren auf oder nimm ihn als Handschmeichler.

QUALITÄTEN: Er bahnt Wege von einem Punkt zum anderen, beseitigt Blockaden, befreit dich aus ausgetretenen Pfaden. Er fördert die Kommunikation (in Blau), aber auch ein gutes Gedächtnis, Loyalität und Fairness. In Schwarz erdet er seinen Träger.

PASST GUT ZU: allen anderen Kyanitfarben, in Verbindung mit anderen Kristallen fördert er den Energiefluss zwischen den Heilsteinen

TIPPS ZUR ANWENDUNG:
In einem Crystal Grid ermöglicht der Kyanit die energetische Verbindung zwischen den Steinen.

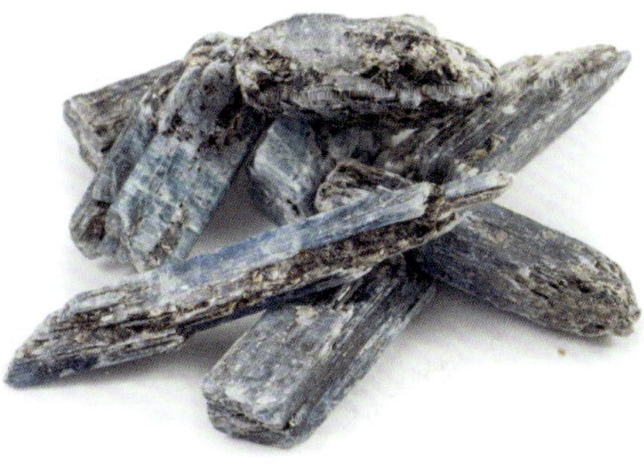

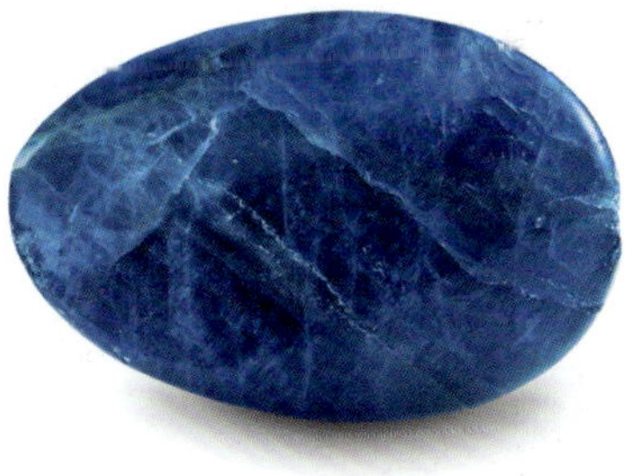

LABRADORIT

Wenn der Labradorit nicht poliert oder geschliffen wird, sieht er aus wie ein ganz gewöhnlicher Stein. Danach allerdings zeigt er eine Eigenschaft, die wir »Labradoreszieren« nennen: der schimmernde Schiller verschiedener Farben, der an Opale oder Mondsteine erinnert. Die Inuit, die Ureinwohner Alaskas, glauben, dass der Labradorit eine Verbindung zwischen der Erde und den unsichtbaren Welten darstellt.

HERKUNFT: Kanada, Italien, Skandinavien

GITTERSTRUKTUR: triklin

FORM: Rohstein, Trommel- und Schmuckstein

ENERGIE: verstärkend

FARBEN: blau oder grau mit Schiller in vielen Farben

CHAKRA: Hals- oder Stirnchakra

PLATZIERUNG: Leg ihn auf das Halschakra auf oder trag ihn an einer Kette. Stelle einen Labradorit dorthin, wo du regelmäßig meditierst.

QUALITÄTEN: Er fördert magische Fähigkeiten, reduziert Negativität, zähmt die negativen Aspekte unserer Persönlichkeit und befreit uns von Suchtgiften. Er vermindert Impulsivität und Leichtsinn, verbindet uns mit höheren Ebenen und fördert die Intuition. Gleichzeitig löst er Illusionen auf.

PASST GUT ZU: Bergkristall, Sodalith, Amethyst

TIPPS ZUR ANWENDUNG: Ein Labradorit in der Hand oder im Zimmer, wenn du betest oder meditierst, erleichtert die Verbindung zu höheren Ebenen.

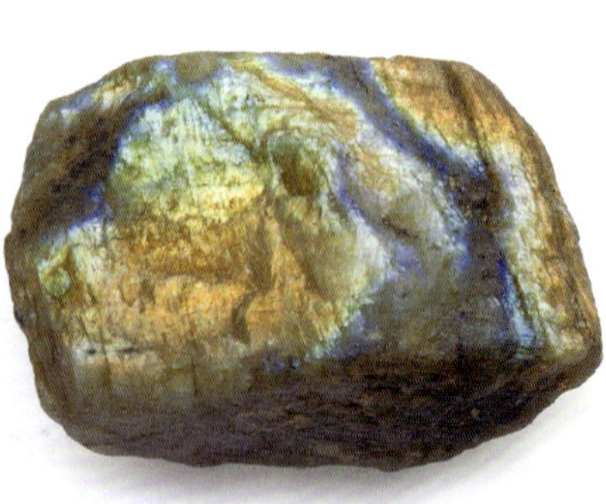

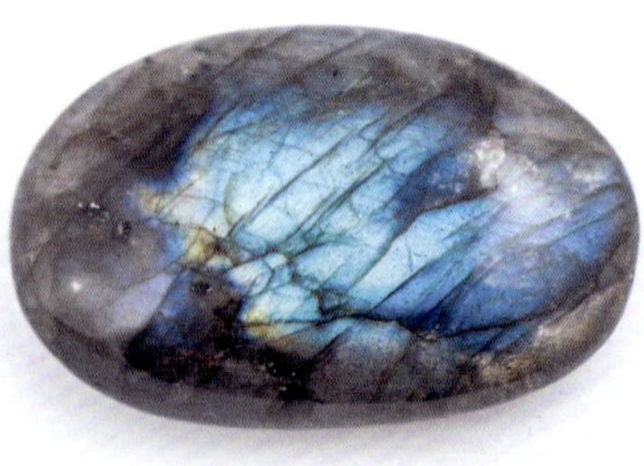

LAPISLAZULI

Der Lapislazuli ist eigentlich kein Kristall, weil er keine kristalline Struktur besitzt. Er gehört zu den metamorphen Gesteinen. Und doch wird er seit Jahrhunderten als Edelstein geschätzt. Man schreibt ihm magische Kräfte zu. Aus diesem Grund schmückt er viele Antiquitäten, zum Beispiel den Sarkophag des ägyptischen Königs Tutanchamun.

HERKUNFT: Chile, Ägypten, Mittlerer Osten, Vereinigte Staaten

GITTERSTRUKTUR: keine

FORM: Rohstein, Trommel- und Schmuckstein

ENERGIE: absorbierend

FARBEN: blau, häufig mit weißen oder goldenen Einlagerungen

CHAKRA: Halschakra

PLATZIERUNG: Leg ihn auf das Halschakra auf. Trage ihn an einer Kette oder als Ohrring.

QUALITÄTEN: Fördert jede Form der Kommunikation (vor allem schriftlicher Natur), aber auch das Lernen an sich. Er hält uns zur Ehrlichkeit an und dazu, unsere innerste Wahrheit nicht zu verbergen. Er schenkt Harmonie und verbessert unsere Leistungen.

PASST GUT ZU: Bergkristall

TIPPS ZUR ANWENDUNG: Lapislazuli ist der Stein für alle Menschen, die öffentliche Auftritte meistern müssen. Trage ihn, wenn du einen Vortrag halten musst. Er wird dir zu einer besseren Performance verhelfen.

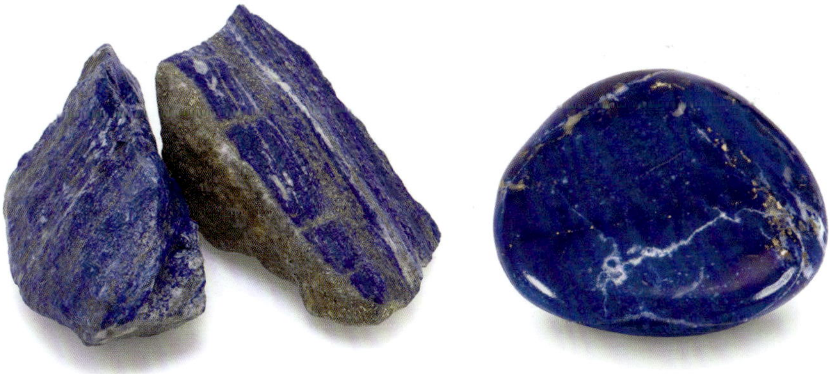

LARIMAR

Der Larimar ist die blaue Version des Pektolith und wird nur in der Dominikanischen Republik gefunden. Dieser friedliche Stein, der sich in Basalgestein ausbildet, beruhigt die Menschen. Man nennt ihn auch »Delfinstein« oder »Atlantisstein«.

HERKUNFT: Dominikanische Republik

GITTERSTRUKTUR: triklin

FORM: Rohstein, Scheibe, Trommel- und Schmuckstein

ENERGIE: absorbierend

FARBEN: blau

CHAKRA: Hals- und Stirnchakra

PLATZIERUNG: Leg ihn auf das Halschakra auf. Platziere ihn neben dem Bett oder befestige ihn mit Klebstreifen unter dem Kopfteil deines Bettes.

QUALITÄTEN: Er wirkt entspannend, beruhigend und tröstlich. Fördert Frieden und Gelassenheit. Hilft, unsere Einsichten klar auszusprechen. Unterstützt bei der Verarbeitung traumatischer Erfahrungen und hilft, die Bedeutung von Träumen zu erkennen.

PASST GUT ZU: Bergkristall, Selenit

TIPPS ZUR ANWENDUNG: Trage einen Larimar an einer Kette, wenn du Gespräche zu führen hast, in denen es wichtig ist, ruhig und gelassen die Wahrheit zu sagen.

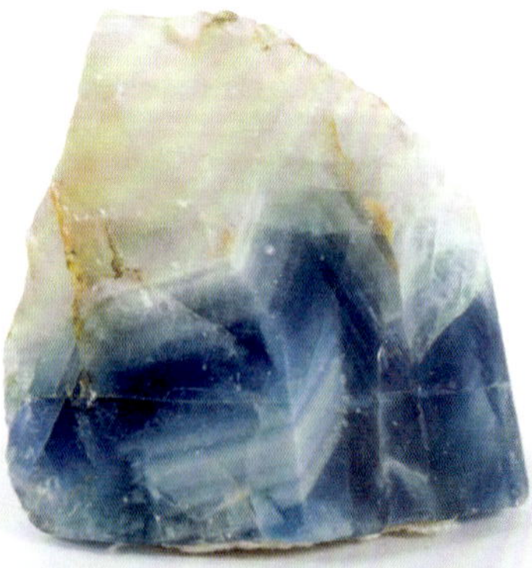

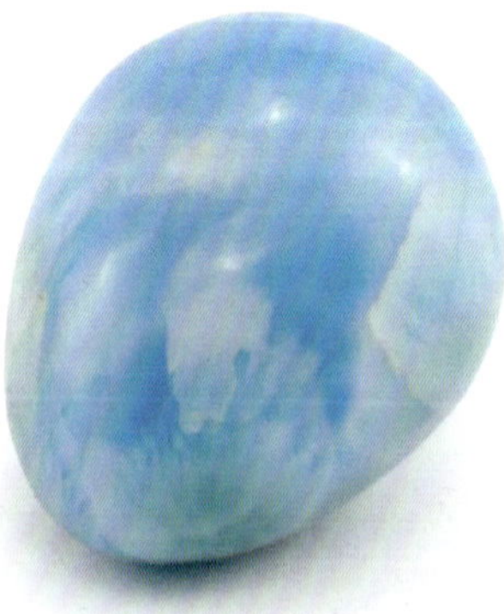

MAGNETIT

Der Magnetit, früher auch »Magneteisenstein«, ist ein schwarzer, magnetischer Stein aus Eisenoxid. Aufgrund seines Magnetismus findet man ihn manchmal mit kleinen Stücken Eisenoxid verbunden. Wenn dies der Fall sein sollte, bewahre ihn zusammen mit diesen Stücken auf – getrennt von anderen Steinen.

HERKUNFT: Österreich, Kanada, Mexiko, Vereinigte Staaten

GITTERSTRUKTUR: kubisch

FORM: Rohstein, Rohstein mit Eisenoxid oder Pyrit, Trommel- und Schmuckstein

ENERGIE: verstärkend

FARBEN: schwarz

CHAKRA: Wurzelchakra

PLATZIERUNG: Leg ihn aufs Wurzelchakra auf. Trage ihn als Armband.

QUALITÄTEN: Erdet, schützt und zieht an, was du dir wünschst.

PASST GUT ZU: auch alleine sehr stark wirksam

TIPPS ZUR ANWENDUNG: Ich empfehle immer, den Magnetit allein in einer schützenden Hülle aufzubewahren, auch wenn du damit arbeitest.

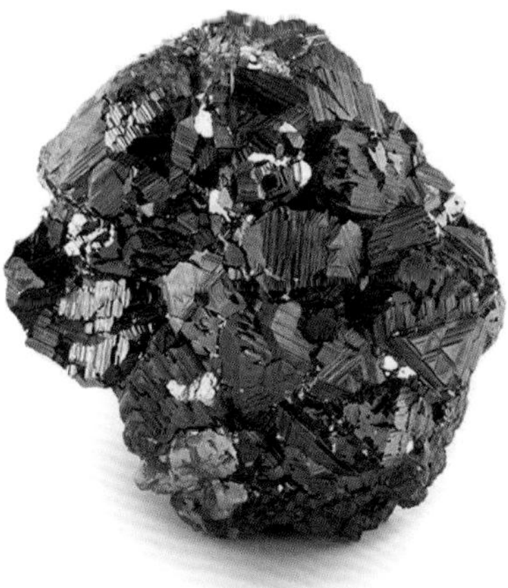

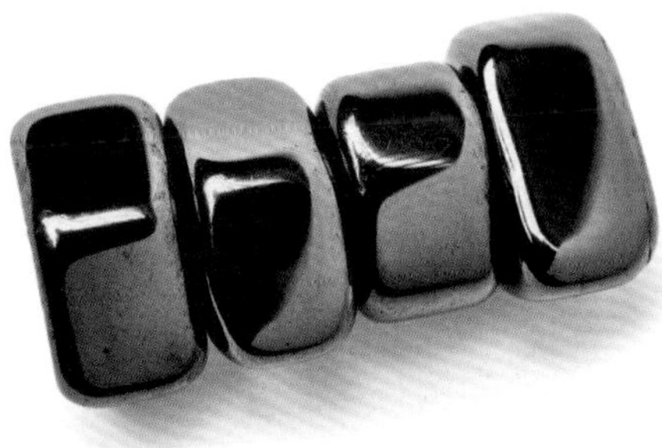

MALACHIT

Der Malachit war der erste Heilstein, den ich vor vielen Jahren für mich entdeckte – als ich noch ein Kind war. Seine wunderbar dunkelgrüne Farbe mit der hellgrünen oder beinahe schwarzgrünen Bänderung faszinierte mich auf der Stelle. Der Malachit ist der Stein des Herzens, der Natur, des Wohlstands und der Heilung.

HERKUNFT: Kongo, Mittlerer Osten, Russland

GITTERSTRUKTUR: monoklin

FORM: Rohstein, Trommel- und Schmuckstein

ENERGIE: absorbierend

FARBEN: grün

CHAKRA: Herzchakra

PLATZIERUNG: Trage ihn am Herzchakra oder in dessen Nähe, zum Beispiel an einer Kette. Auch als Armband leistet er gute Dienste. Auf Reisen verstaust du ihn am besten im Koffer oder in der Reisetasche.

QUALITÄTEN: Der Malachit absorbiert negative Energie und schützt vor (energetischer und körperlicher) Verunreinigung. Guter Schutz vor Unfällen. Er lindert Ängste im Zusammenhang mit Reisen.

PASST GUT ZU: Lapislazuli

TIPPS ZUR ANWENDUNG: Der Malachit soll auf Flugreisen schützen. Nimm ruhig einen kleinen Stein in der Reisetasche mit oder steck ihn in die Jackentasche.

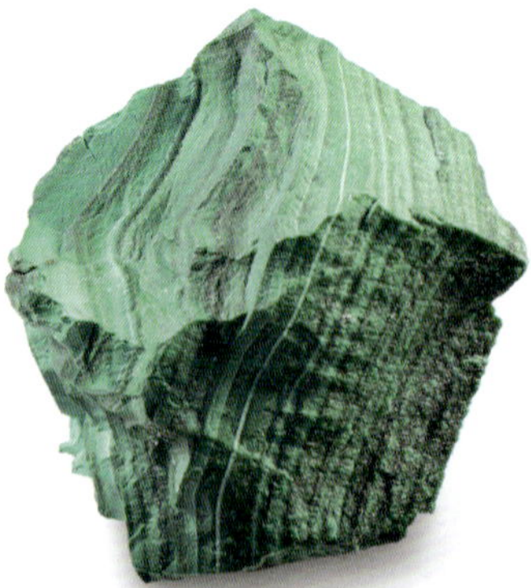

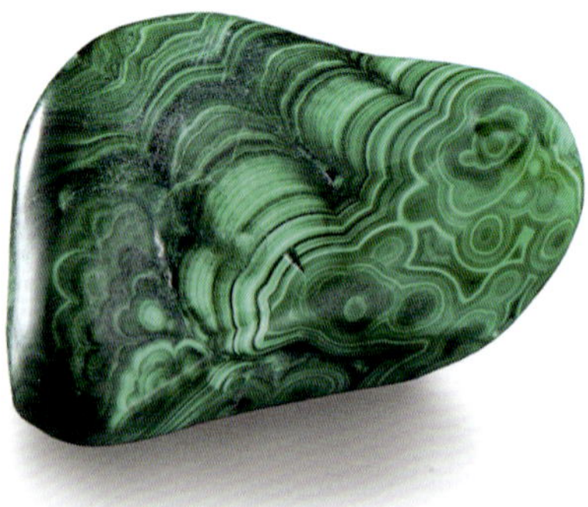

MOLDAWIT

Der Moldawit gehört zu den Tektiten, die beim Einschlag eines Meteoriten entstehen. Er kommt also direkt aus dem Weltall. Seine hohe Schwingungsenergie lässt ihn Synergien mit anderen hochenergetischen Steinen eingehen (siehe unten).

HERKUNFT: Tschechische Republik, Deutschland, Moldawien

GITTERSTRUKTUR: amorph

FORM: Rohstein, Trommelstein

ENERGIE: verstärkend

FARBEN: grün

CHAKRA: Herz- oder Kronenchakra

PLATZIERUNG: Auf die zugehörigen Chakren auflegen. An einer Kette tragen.

QUALITÄTEN: Der Moldawit fördert die Beziehung zum Göttlichen. Er beruhigt Ängste und Zweifel und erhöht deine Schwingungsenergie. Er wirkt verjüngend und schenkt bedeutsame Träume.

PASST GUT ZU: milchigem Azeztulit, Brookit, Danburit, Herderit, Natrolith, Petalit, Phenakit, klarem Satyalokaquarz, Skolezit, Tansanit, anderen Tektiten

TIPPS ZUR ANWENDUNG: Berühre mit der Zungenspitze oder mit den Lippen einen hellblauen Chalzedon, bevor du einen Vortrag hältst.

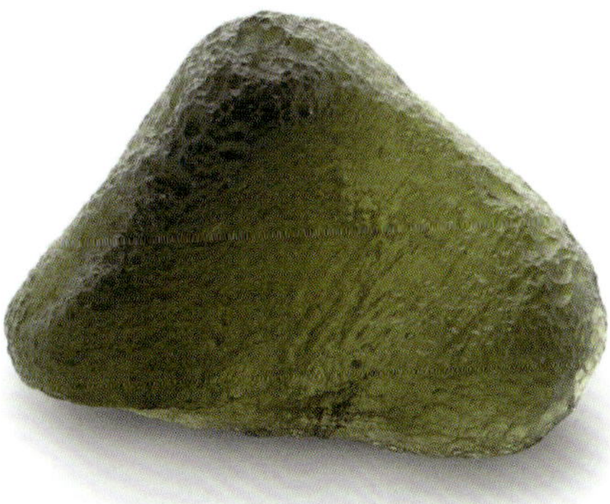

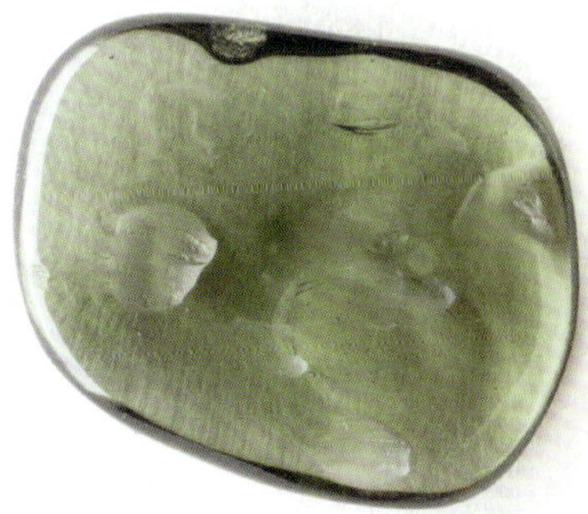

MONDSTEIN

Der Mondstein gehört zu den Feldspaten. Er weist eine milchige Farbe auf und zeigt einen tiefblauen Schiller, den man Adulareszenz nennt. Wie andere Heilsteine mit monoklinem Kristallsystem wirkt er schützend. Er kann dich außerdem mit höheren Sphären verbinden, mit dem Göttlichen und deiner eigenen Intuition.

HERKUNFT: Österreich, Brasilien, Indien, Sri Lanka

GITTERSTRUKTUR: monoklin

FORM: Rohstein, Trommel- und Schmuckstein

ENERGIE: verstärkend

FARBEN: schwarz, pfirsichfarben, weiß

CHAKRA: Stirn- oder Kronenchakra

PLATZIERUNG: Leg ihn auf Stirn- oder Kronenchakra auf. Trage ihn als Ohrring oder an der Kette um den Hals.

QUALITÄTEN: Der Mondstein stärkt die Verbindung zum Göttlichen sowie die eigene Intuition. Er hilft bei Entscheidungen und fördert rationales Denken, sodass du mühelos Probleme kreativ lösen kannst. Er begünstigt den Selbstausdruck und schützt auf Reisen über Wasser und in der Nacht.

PASST GUT ZU: Rosenquarz und Amethyst

TIPPS ZUR ANWENDUNG: Trage einen Mondstein in der Jackentasche bei dir, wenn du nachts auf Reisen gehst oder auf dem Wasser unterwegs bist. Auch als Schmuck leistet er hier gute Dienste.

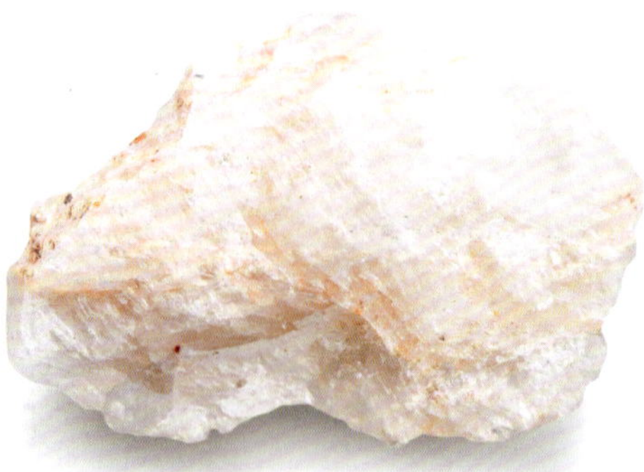

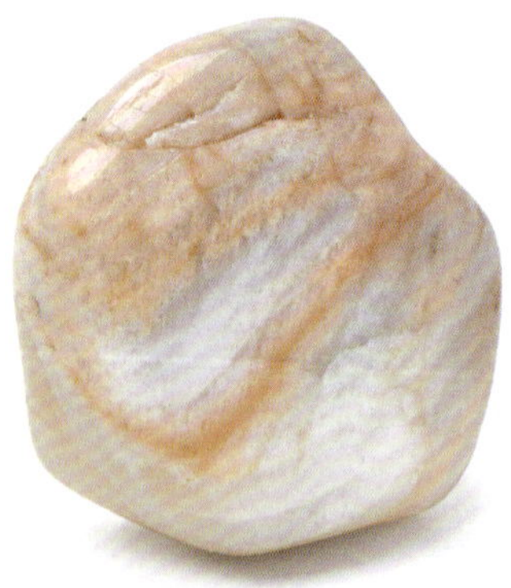

OBSIDIAN

Der Obsidian ist ein Vulkanglas. Es bildet sich, wenn nach einem Vulkanausbruch die Lava abkühlt. Gewöhnlich ist der Stein schwarz (zeigt manchmal aber auch Muster wie beim Schneeflockenobsidian). Der Obsidian gehört zum Wurzelchakra. Er erdet und schützt.

HERKUNFT: aus aller Welt

GITTERSTRUKTUR: amorph

FORM: Rohstein, Trommel- und Schmuckstein

ENERGIE: verstärkend

FARBEN: schwarz, schwarz mit weißem Muster

CHAKRA: Wurzelchakra

PLATZIERUNG: Am besten trägt man ihn am Wurzelchakra oder in dessen Nähe. Während der Meditation in der Hand gehalten, erdet er den Träger.

QUALITÄTEN: Der Obsidian reinigt die Aura, erdet und hilft, Ärger und Groll loszulassen. Er schützt vor negativer Energie.

PASST GUT ZU: Bergkristall, Selenit

TIPPS ZUR ANWENDUNG: Wenn du dich nicht konzentrieren kannst und dich energetisch »verstopft« fühlst, nimm einen Obsidian in deine dominante Hand und atme tief ein und aus.

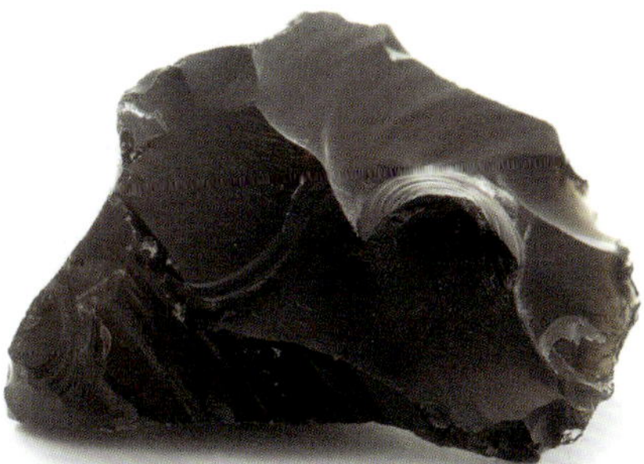

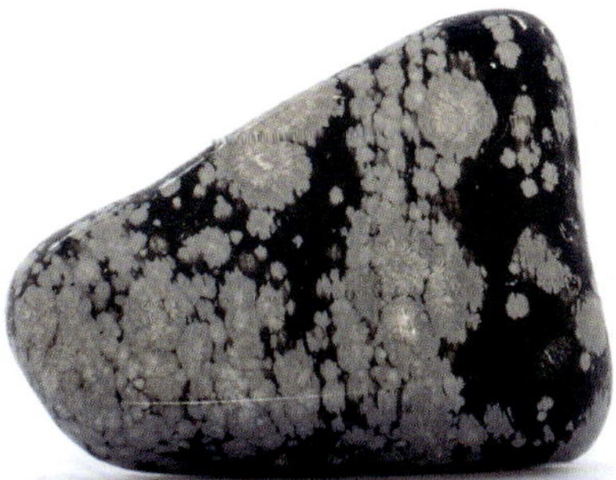

ONYX

Der Onyx ist ein Chalzedon, der eine hellere Bänderung aufweist. Es handelt sich hier um einen Schutzstein, der auch erdet und dir hilft, Dinge und Erfahrungen zur Manifestation zu bringen. Außerdem gleicht er übermäßiges sexuelles Verlangen aus.

HERKUNFT: Brasilien, Italien, Russland, Vereinigte Staaten

GITTERSTRUKTUR: hexagonal

FORM: Rohstein, Trommel- und Schmuckstein

ENERGIE: absorbierend

FARBEN: schwarz

CHAKRA: Wurzelchakra

PLATZIERUNG: Trage ihn so nah wie möglich am Wurzelchakra, zum Beispiel in der Hosentasche.

QUALITÄTEN: Der Onyx erdet, nimmt überschießendes sexuelles Verlangen auf und sorgt für Harmonie in intimen Beziehungen. Er verbessert die Selbstkontrolle, lindert Sorgen und Spannungen. Außerdem hilft er gegen Albträume.

PASST GUT ZU: Achat und Karneol

TIPPS ZUR ANWENDUNG: Leg einen Onyx auf den Nachttisch oder befestige ihn mit Klebstreifen unter dem Kopfende des Betts, wenn du eine enge Beziehung ins Gleichgewicht bringen möchtest.

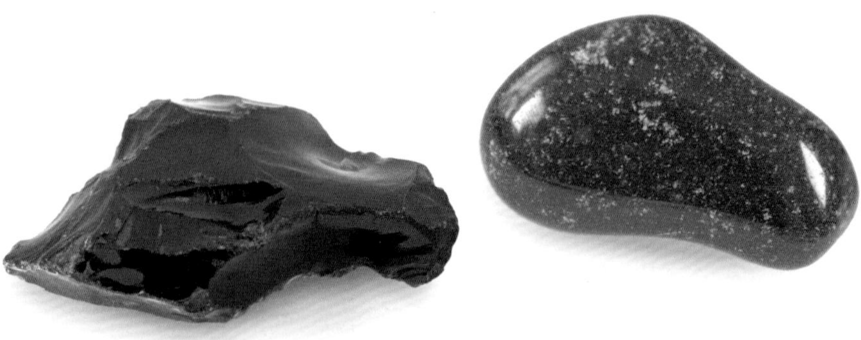

OPAL

Man schätzt den Opal vor allem wegen seines Farbspiels, das entsteht, wenn sich das Licht in seiner einzigartigen Struktur (Siliziumdioxidkügelchen) bricht. Er wird sowohl als Schmuckstein wie auch als Heilstein geschätzt. Da er keine kristalline Struktur aufweist, ist er kein Kristall. Opale sind sehr weich und haben einen hohen Wassergehalt, was bedeutet, dass bei der Lagerung Vorsicht geboten ist. Ein Opal darf keinesfalls in Salz gereinigt werden.

HERKUNFT: Australien, Kanada, Großbritannien, Mexiko

GITTERSTRUKTUR: amorph

FORM: Matrixopal, als Schmuckstein geschliffen bzw. in Cabochonform

ENERGIE: verstärkend

FARBEN: schwarz, blau, farblos, grün, orange, rot (Feueropal), rosa, violett, weiß, gelb

CHAKRA: rot oder schwarz – Wurzelchakra; orange – Sakralchakra; gelb – Solarplexuschakra; grün oder rosa – Herzchakra; blau – Halschakra; violett – Stirncharka; farblos oder weiß – Kronenchakra

PLATZIERUNG: Leg ihn auf dem zugehörigen Chakra auf oder trage ihn als Schmuck. Zur Förderung von Träumen kannst du ihn auch auf den Nachttisch legen.

QUALITÄTEN: Der Opal schenkt Kreativität und Inspiration. Er verbindet dich mit dem Göttlichen und ebnet dem Wandel den Weg. Er lässt dich Hindernisse locker nehmen und verbessert außerdem das Gedächtnis.

PASST GUT ZU: Larimar

TIPPS ZUR ANWENDUNG: Bewahre ihn getrennt von anderen Steinen auf, damit er nicht beschädigt wird. Auf keinen Fall sollte er in der Nähe einer Heizung gelagert werden.

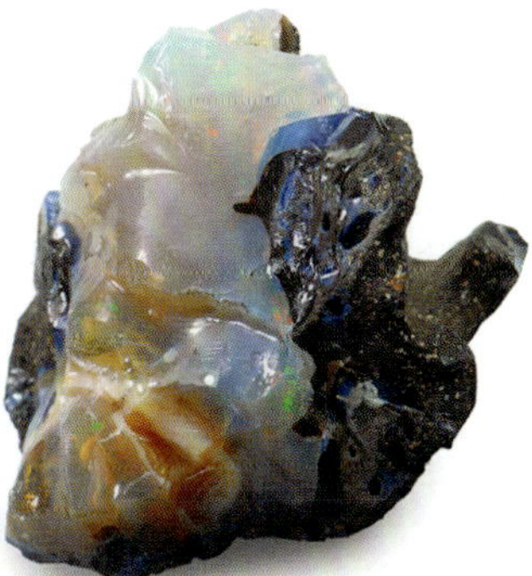

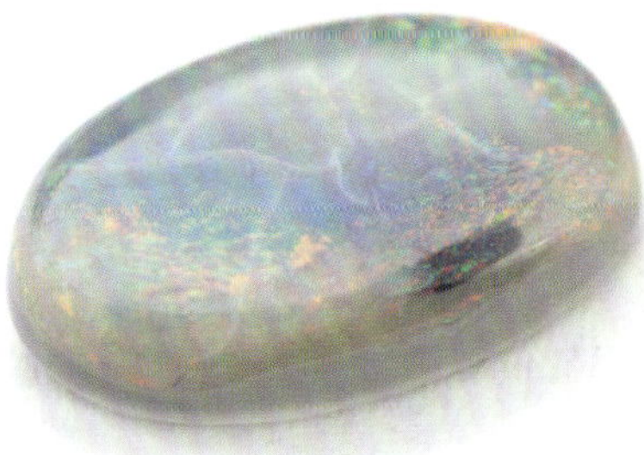

PERIDOT

Man nennt ihn auch »Olivin« oder »Chrysolith«. Das verweist bereits auf sein ins Gelb spielende Grün. Der Peridot ist ein äußerst beliebter Schmuckstein und steht für bedingungslose Liebe, Vergebung, Mitgefühl und andere Erfahrungen, die mit dem Herzen zu tun haben. Außerdem kann dieser Heilstein reinigen und klären.

HERKUNFT: Ägypten, Irland, Russland, Sri Lanka

GITTERSTRUKTUR: rhombisch

FORM: Rohstein, Trommel- und Schmuckstein

ENERGIE: verstärkend

FARBEN: grün

CHAKRA: Herzchakra

PLATZIERUNG: Trage ihn in der Nähe des Herzchakras, zum Beispiel an einer Kette. Auch als Armband wirkt er prima. Als Ring solltest du ihn am Ringfinger tragen, der für verbindliche Beziehungen zuständig ist.

QUALITÄTEN: Der Peridot stärkt deine positive Einstellung. Er fördert alle Arten von Liebe, Vergebung und Mitgefühl. Er unterstützt bei der Heilung von Traumata, begrenzt unser Ego und schenkt Wohlstand und Glück. Du kannst ihn auch zur Reinigung der Aura und zum Ausbalancieren der Chakren benutzen.

PASST GUT ZU: Bergkristall, Rosenquarz, Rauchquarz

TIPPS ZUR ANWENDUNG: Wenn du das Gefühl hast, ein bisschen Glück zu brauchen, trage einen Peridot bei dir.

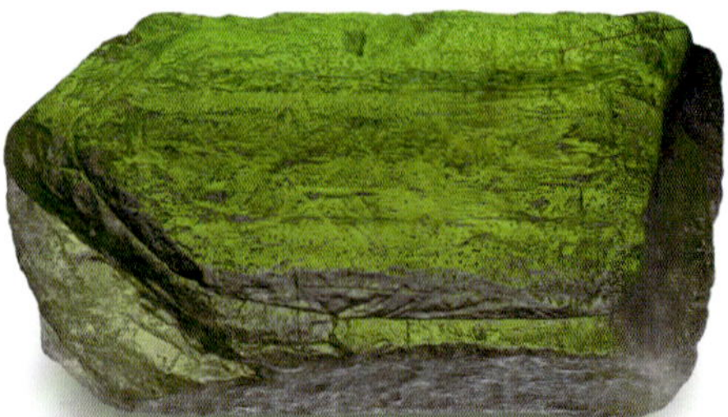

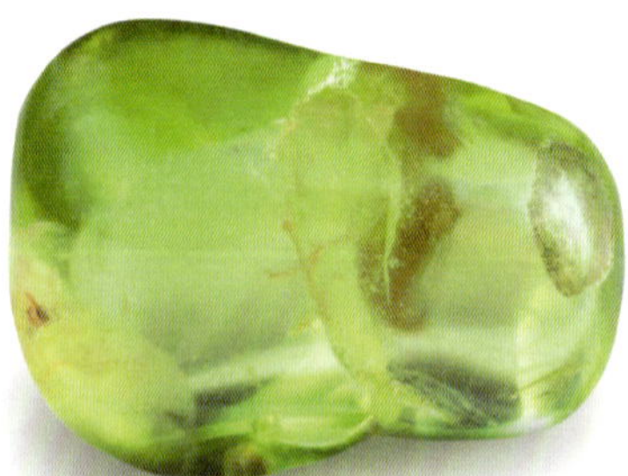

RHODOCHROSIT

Der Rhodochrosit ist ein lebhaft rosafarbener Stein mit weißgebänderten Einlagerungen. In heller Tönung wird er oft mit dem Rosenquarz verwechselt. Tatsächlich weist er sehr ähnliche Eigenschaften auf. Ist er jedoch gebändert und kommt in seinem üblichen tiefen Rosarot daher, fällt die Unterscheidung nicht schwer.

HERKUNFT: Argentinien, Peru, Russland, Uruguay

GITTERSTRUKTUR: hexagonal

FORM: Rohstein, Trommel- und Schmuckstein

ENERGIE: verstärkend

FARBEN: rosa, tiefrosa

CHAKRA: tiefrosa – Wurzelchakra; hellrosa – Herzchakra

PLATZIERUNG: Leg ihn auf das zugehörige Chakra auf. Trage ihn an einer Kette oder als Armband. Einen Rhodochrositring steckst du am besten an den Ringfinger (ernsthafte Beziehungen).

QUALITÄTEN: Der Rhodochrosit schenkt Mitgefühl, Güte, Vergebung und bedingungslose Liebe. Er beruhigt und erdet, reinigt die Aura und ermöglicht dir Mitgefühl mit dir selbst.

PASST GUT ZU: Rosenquarz, Bergkristall

TIPPS ZUR ANWENDUNG: Hast du Schwierigkeiten, dich selbst zu schätzen oder zu mögen, dann halte einen Rhodochrosit in der nichtdominanten Hand, während du folgende Affirmation sprichst: »Ich liebe mich selbst bedingungslos.«

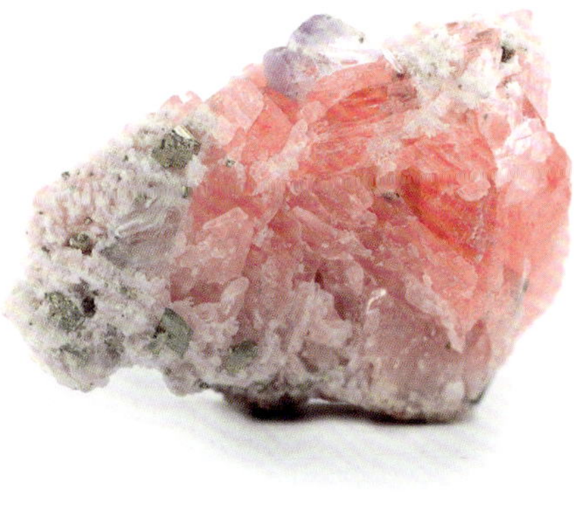
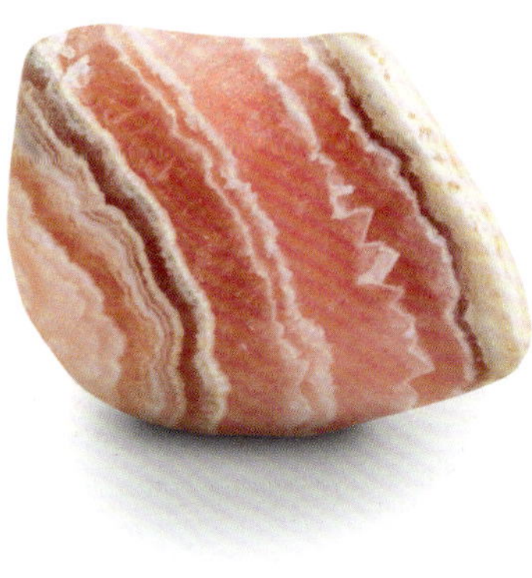

RUBIN

Der Rubin mit seiner strahlend roten Farbe wird als Schmuckstein hoch geschätzt. Der Rubin gehört ebenso wie der Saphir zur Familie der Korunde. Rubine findet man allein, häufig aber auch in Vorkommen von Fuchsit oder Zoisit. In solch einer Verbindung ist der Rubin etwas günstiger zu haben und bringt doch alle Eigenschaften des Heilsteins mit sich.

HERKUNFT: Indien, Mexiko, Russland

GITTERSTRUKTUR: hexagonal

FORM: Rohstein, Trommel- und Schmuckstein

ENERGIE: verstärkend

FARBEN: rot

CHAKRA: Wurzel- und Herzchakra

PLATZIERUNG: Trage ihn auf dem zugehörigen Chakra oder in dessen Nähe, als Kette oder Armband. Als Ring am Finger für verbindliche Beziehungen (Ringfinger).

QUALITÄTEN: Der Rubin fördert alle Arten der Liebe. Er öffnet das Herz und gilt als vollkommener Ausdruck von Liebe und Mitgefühl. Er unterstützt deine spirituelle Seite und deinen Zugang zur göttlichen Liebe. Dabei schenkt er Vertrauen, Mut, Vergebung, während er gleichzeitig erdet sowie Energie und verdrängte Emotionen freisetzt.

PASST GUT ZU: Saphir, Rosenquarz

TIPPS ZUR ANWENDUNG: Wenn du emotional an einem toten Punkt bist, leg Rubinschmuck an oder trage einen Rubintrommelstein bei dir. Das hilft dir, diese Emotionen ins Fließen zu bringen.

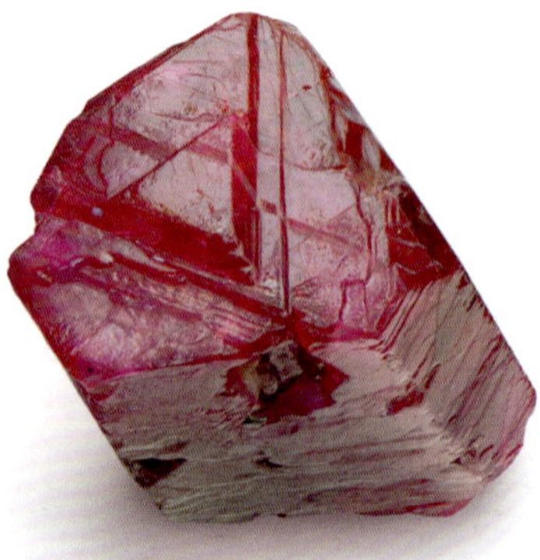

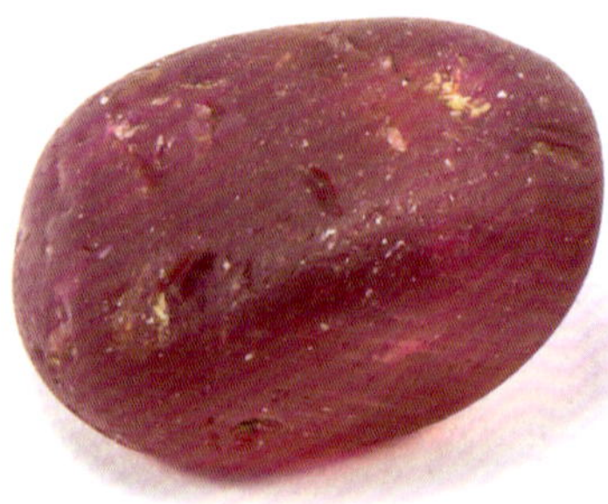

SAPHIR

Der Saphir gehört wie der Rubin zu den Korunden. Die meisten Menschen denken beim Saphir an seine blaue Varietät, doch Saphire gibt es in vielen verschiedenen Farben, zum Beispiel orange, gelb oder rosarot. Der Saphir ist ein Stein, der schützt und Wünsche wahr werden lässt.

HERKUNFT: Australien, Brasilien, Kanada, Indien

GITTERSTRUKTUR: hexagonal

FORM: Rohstein, Trommel- und Schmuckstein

ENERGIE: verstärkend

FARBEN: blau, orangefarben, rosa, pink, gelb und grün

CHAKRA: orange – Sakralchakra; gelb – Solarplexuschakra; blau – Hals- oder Stirnchakra; grün oder rosa – Herzchakra; pink – Stirnchakra

PLATZIERUNG: Leg ihn auf das zugehörige Chakra auf oder trage ihn in dessen Nähe. Das gilt vor allem für das Halschakra. Als Kette oder als Ohrring leistet er gute Dienste. Wenn du unter Schlaflosigkeit leidest, solltest du ihn auf den Nachttisch legen.

QUALITÄTEN: Der Saphir unterstützt den Selbstausdruck und die Kommunikation. Er kann bei Schlafproblemen hilfreich sein und ermutigt uns, bei unserer inneren Wahrheit zu bleiben. Er fördert Loyalität und erleichtert es uns, unseren persönlichen Willen an den Willen Gottes zu übergeben.

PASST GUT ZU: Rubin

TIPPS ZUR ANWENDUNG: Der Saphir wirkt besonders stark, wenn wir ihn bei einer Klangmeditation nutzen, aber auch beim Rezitieren von Mantras.

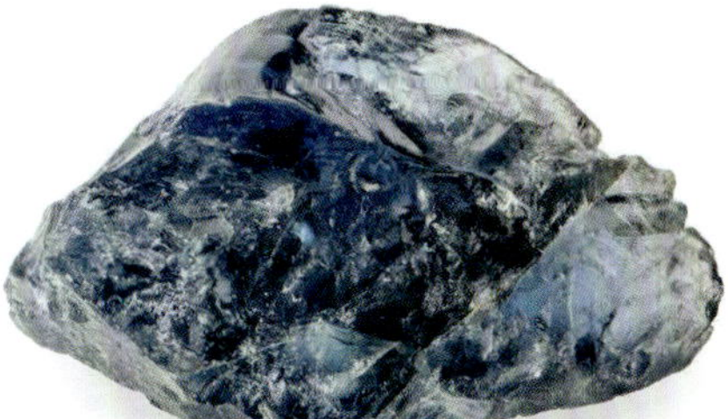

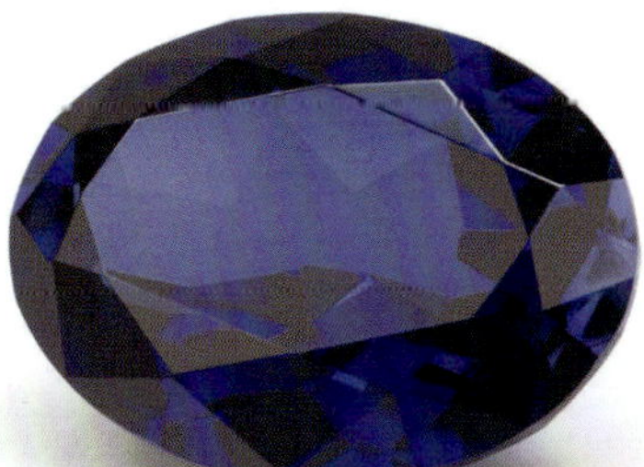

SELENIT

Der Selenit ist ein Gipsgestein und ein ausgesprochen weicher Kristall. Daher lässt er sich gut für Schnitzereien verwenden und tatsächlich findet man ihn auch häufig in Form schöner Figuren. Als Heilstein wirkt er schützend, muss auch nicht gereinigt werden, weil er keine Energie aufnimmt oder gar speichert. Daher kann man mit Selenit andere Heilsteine ausgezeichnet von Verunreinigungen befreien.

HERKUNFT: China, Frankreich, Indien, Vereinigte Staaten

GITTERSTRUKTUR: monoklin

FORM: Rohstein, Trommel- und Schmuckstein

ENERGIE: verstärkend

FARBEN: weiß

CHAKRA: Stirn- und Kronenchakra

PLATZIERUNG: Trage ihn am zugehörigen Chakra oder in dessen Nähe.

QUALITÄTEN: Der Selenit schützt vor Negativität und reinigt negative Energie. Er eignet sich gut, um andere Heilsteine nach der Anwendung zu reinigen. Darüber hinaus klärt er die Aura, stellt eine Verbindung zum Göttlichen und zu deiner Intuition her. Er fördert Vergebung.

PASST GUT ZU: allen Heilsteinen

TIPPS ZUR ANWENDUNG:
Da der Selenit so weich ist, ist besondere Vorsicht geboten. Reinige ihn nicht mit Wasser bzw. Salz und bewahre ihn getrennt von anderen Heilsteinen auf.

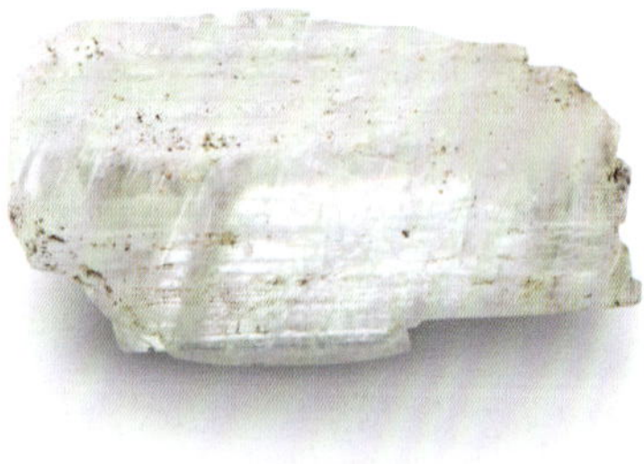

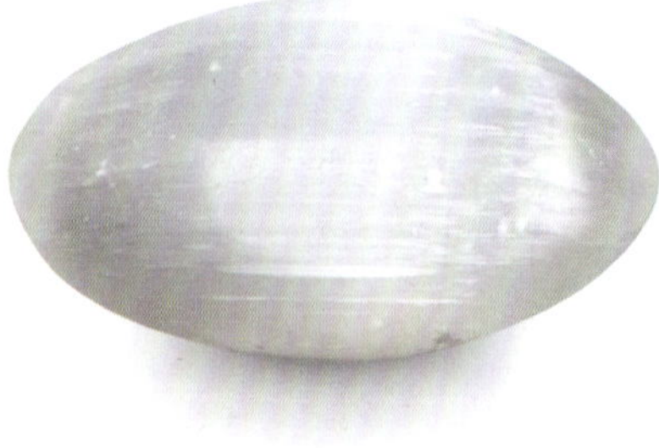

SMARAGD

Der Smaragd ist eine Form des Berylls und eignet sich gut zum Schleifen, das heißt als Schmuckstein. Andere Berylle sind beispielsweise Aquamarin und Morganit. Mit seiner charakteristisch grünen Farbe ist der Smaragd ein klassischer Stein für das Herzchakra. Er fördert Liebe und Mitgefühl.

HERKUNFT: Österreich, Brasilien, Tansania, Simbabwe

GITTERSTRUKTUR: hexagonal

FORM: Rohstein, Trommel- und Schmuckstein

ENERGIE: verstärkend

FARBEN: grün

CHAKRA: Herzchakra

PLATZIERUNG: Auf dem Herzchakra. Als Schmuck, im Besonderen als Ring am Finger der verbindlichen Beziehung (Ringfinger).

QUALITÄTEN: Wohlstand, bedingungslose Liebe, Mitgefühl, Romantik, Güte, Vergebung, Fähigkeit zur Manifestation. Stärkt spirituelles Bewusstsein und Gelassenheit. Ermöglicht die Erfahrung göttlicher Liebe. Schützt und heilt traumatische Erfahrungen.

PASST GUT ZU: anderen Beryllen (Aquamarin, Morganit), Bergkristall und anderen Steinen in Grün und Rosa.

TIPPS ZUR ANWENDUNG: Als Stein der bedingungslosen Liebe und Romantik ist ein Smaragdring ein schönes Geschenk zur Verlobung oder Heirat. Der Smaragd hat einen hohen Härtegrad, ist aber aufgrund seiner vielen Einschlüsse empfindlich. Sei also besonders vorsichtig im Umgang mit diesem schönen Stein.

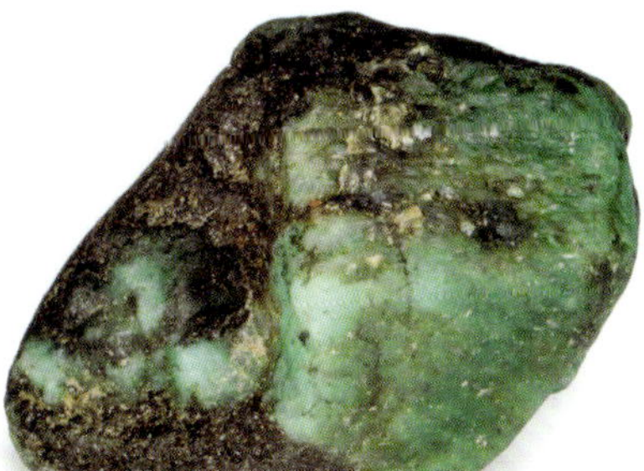

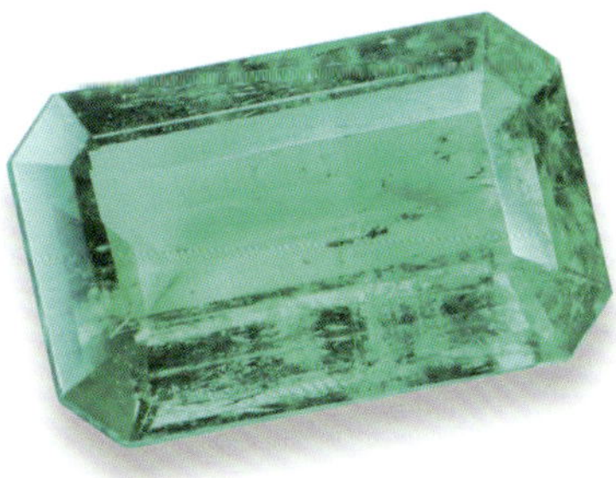

SODALITH

Der Sodalith verstärkt Energien. Daher kann er dir helfen, jene Energien in dein Leben zu bringen, die du brauchst. Wenn du zu viel von einer bestimmten Schwingung aufweist und zu wenig von einer anderen, verhilft er dir zu mehr Gleichgewicht.

HERKUNFT: Australien, Brasilien, Kanada, Russland

GITTERSTRUKTUR: kubisch

FORM: Rohstein, Trommel- und Schmuckstein

ENERGIE: verstärkend

FARBEN: blau und weiß

CHAKRA: Hals- und Stirnchakra

PLATZIERUNG: Trage ihn am zugehörigen Chakra oder in dessen Nähe, zum Beispiel an einer Kette oder als Ohrring.

QUALITÄTEN: Der Sodalith hilft uns, unsere ureigenste Wahrheit auszudrücken. Er fördert eine wirksame Kommunikation, emotionales Gleichgewicht und eröffnet uns den Weg zu unserer Intuition und unserer spirituellen Führung.

PASST GUT ZU: Amethyst

TIPPS ZUR ANWENDUNG: Sodalith ist besonders bei Stimmungsschwankungen ein wichtiger Heilstein. Trage ihn immer bei dir, wenn du denkst, dass deine Emotionen ausgeglichener sein sollten.

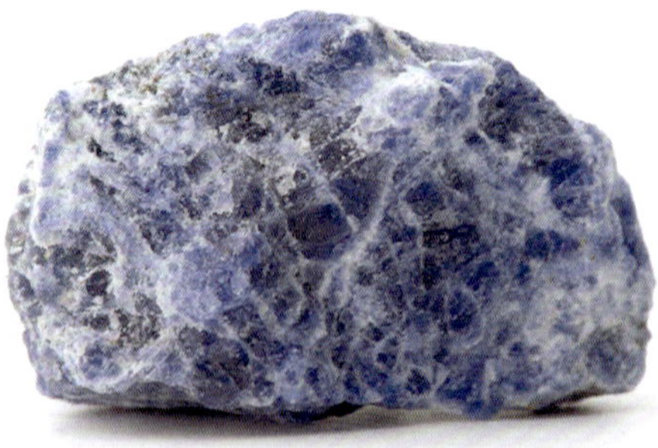

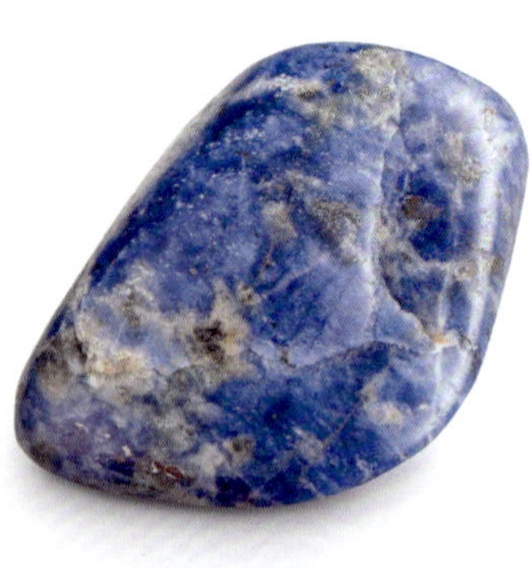

TANSANIT

Der Tansanit hilft dir, Dinge loszuwerden, die dir nicht mehr von Nutzen sind. Er klärt energetische Blockaden und sorgt dafür, dass unerwünschte Energie ausgeleitet wird. Der Name des Steins weist auf seinen Fundort hin: Tansania.

HERKUNFT: Tansania

GITTERSTRUKTUR: rhombisch

FORM: Rohstein, Trommel- und Schmuckstein

ENERGIE: verstärkend

FARBEN: blau-violett, blau

CHAKRA: Hals- und Stirnchakra, Kronenchakra

PLATZIERUNG: Trage ihn am zugehörigen Chakra. Er wirkt sehr gut als Ohrring oder Kette.

QUALITÄTEN: Der Tansanit beseitigt unerwünschte Energie und alles, was du nicht mehr brauchst. Er fördert die Verbindung zum höheren Selbst und zum Göttlichen und sorgt dafür, dass Stirn- und Scheitelchakra gut zusammenarbeiten. Er unterstützt Selbsterforschung und führt uns zur eigenen spirituellen Natur.

PASST GUT ZU: Bergkristall, Coelestin

TIPPS ZUR ANWENDUNG: Tansanit hilft dir, deine spirituellen Glaubenssätze zu entdecken und zu klären. Halte ihn während des Gebets bzw. der Meditation in der nichtdominanten Hand.

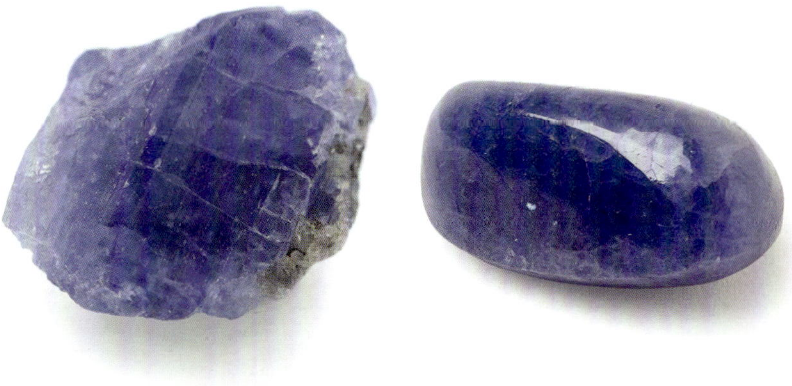

TIGERAUGE

Der Stein trägt diesen Namen, weil er tatsächlich dem Auge eines Tigers ähnelt. Der goldbraune Stein ist sehr bekannt, es gibt ihn allerdings auch in Blau (Falkenauge) und Rot (dann allerdings gebrannt).

HERKUNFT: Brasilien, Kanada, Indien, Südafrika

GITTERSTRUKTUR: hexagonal

FORM: Rohstein, Trommel- und Schmuckstein

ENERGIE: absorbierend

FARBEN: braun, gold, gelb, graublau (Falkenauge) und rot (gebrannt)

CHAKRA: rot – Wurzelchakra; gelb – Solarplexuschakra, blau – Halschakra

PLATZIERUNG: Leg ihn auf das zugehörige Chakra auf oder in dessen Nähe. Er wirkt auch gut als Kette bzw. Armband.

QUALITÄTEN: Unterstützt Selbstausdruck, Selbstwertgefühl, Selbstachtung, Selbstliebe und ein klares Bild des eigenen Selbst. Daher auch gut für Selbstkritik und für das Erreichen von Zielen.

PASST GUT ZU: Citrin

TIPPS ZUR ANWENDUNG: Nichtpolierte Steine enthalten Asbest, also Vorsicht. Das ist zwar bei polierten Steinen kein Problem, aber sicher ist sicher: Wasch dir nach der Anwendung die Hände.

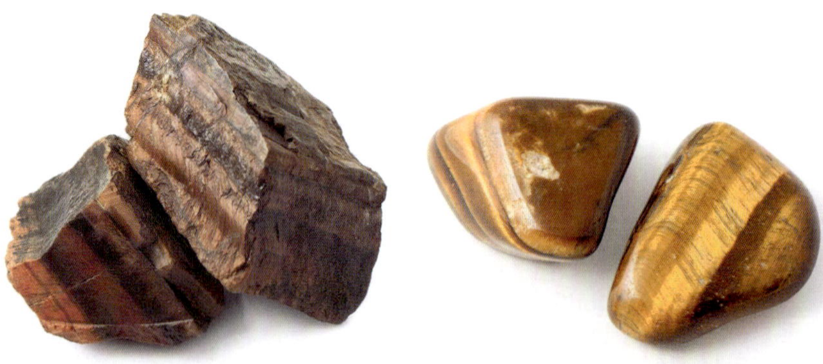

TOPAS

Der Topas ist ein Stein von außergewöhnlicher Klarheit. Er hilft dir, Energien zu reinigen und Dinge loszulassen, die dir nicht mehr nützen. Er richtet Energie besser aus und wirkt energetisch ausgleichend. Der Goldtopas ist die bekannteste Form, aber es gibt den Stein auch in sehr schönen anderen Farbstellungen, zum Beispiel blau, farblos, rosa, grün, pfirsichfarben und pink.

HERKUNFT: Brasilien, Kanada, Indien, Südafrika

GITTERSTRUKTUR: rhombisch

FORM: Rohstein, Kristallstufe, Trommel- und Schmuckstein

ENERGIE: verstärkend

FARBEN: blau, farblos, grün, gold (weit verbreitet), pfirsichfarben, pink, rot, gelb

CHAKRA: rot – Wurzelchakra; pfirsichfarben – Sakralchakra; gelb oder goldfarben – Solarplexuschakra; grün – Herzchakra; blau – Halschakra; pink – Stirnchakra; farblos – Kronenchakra

PLATZIERUNG: Trage ihn beim zugehörigen Chakra, zum Beispiel als Schmuck. Wenn du einen Raum von negativer Energie freihalten möchtest, verteile Topase in den Ecken oder rundherum.

QUALITÄTEN: Fördert die Selbstverwirklichung, das Selbstwertgefühl bzw. Selbstachtung und Selbstliebe. Schenkt uns ein klares Bild unser selbst, macht uns fähig zur Selbstkritik und hilft uns gleichzeitig, kreative Visionen umzusetzen und Ziele zu erreichen.

PASST GUT ZU: Tansanit, Coelestin

TIPPS ZUR ANWENDUNG: Wenn du mit Affirmationen arbeitest oder mit kreativen Projekten beschäftigt bist, trage einen Topas als Schmuck oder in der Jackentasche.

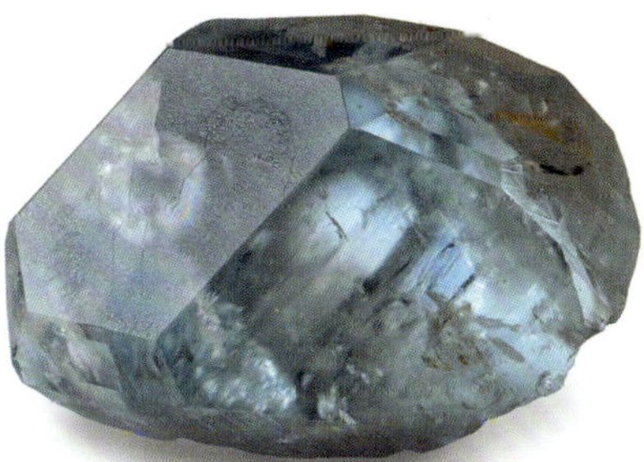

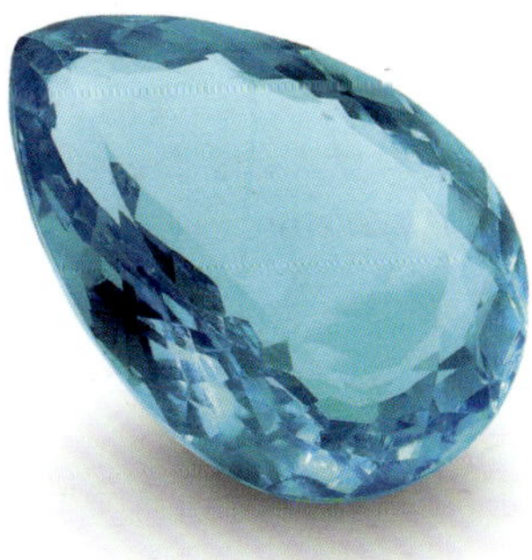

TURMALIN

Mit dem schwarzen Turmalin haben wir uns ja schon im letzten Kapitel beschäftigt. Aber der Turmalin in seinen wunderschönen Farben besitzt noch andere heilsame Qualitäten. Grundsätzlich hilft er dir, jene Dinge in dein Leben zu ziehen, die mit dem gleichfarbigen Chakra zu tun haben. So kann ein grüner Turmalin dir bedingungslose Liebe schenken, rosafarbener hingegen bringt Romantik in dein Leben.

HERKUNFT: Afghanistan, Brasilien, Sri Lanka, Vereinigte Staaten

GITTERSTRUKTUR: hexagonal

FORM: Rohstein, in Quarz eingebettet, Trommel- und Schmuckstein

ENERGIE: verstärkend

FARBEN: schwarz, grün, orange, rosa, rot, blau/blaugrün (Indigolith), gelb und rosa/grün (Wassermelonenturmalin)

CHAKRA: rot, schwarz – Wurzelchakra; orange – Sakralchakra; gelb – Solarplexuschakra; Wassermelone bzw. grün – Herzchakra; blau – Stirnchakra

PLATZIERUNG: Verwende ihn am oder nahe dem Chakra, das von seiner Farbe angesprochen wird. Trage ihn als Schmuck, vor allem als Armband oder Ring.

QUALITÄTEN: Fähigkeit zur Manifestation von Wünschen. Er fördert Vitalität, hält jung und wirkt reinigend.

PASST GUT ZU: Turmalinen anderer Farben, Selenit, Aquamarin

TIPPS ZUR ANWENDUNG: Der Wassermelonenturmalin hat tatsächlich die Farbgebung der gleichnamigen Melone. Er ist ein wunderbarer Stein, um mehr Liebe in dein Leben zu bringen. Halte ihn während des Meditierens in der dominanten Hand, um zu lernen, bedingungslose Liebe zu geben.

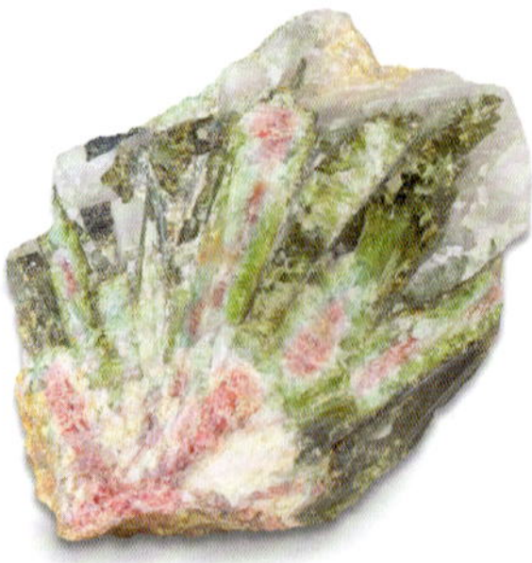

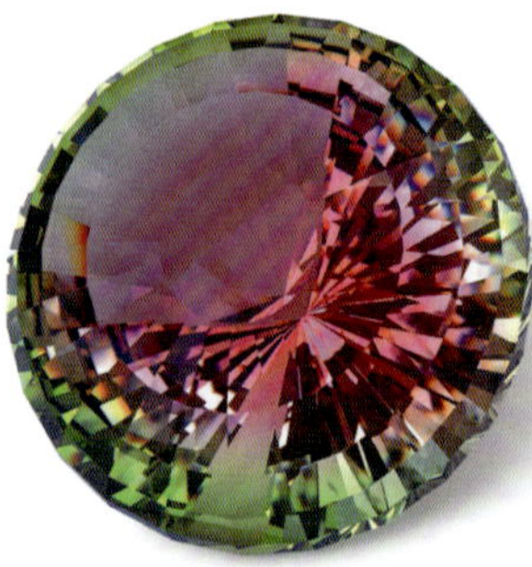

ZIRKON

Als ich noch ein Kind war, habe ich entdeckt, dass der blaue Zirkon mein Geburtsstein ist. Und war stinksauer, weil ich dachte, das sei das Gleiche wie Zirkonia, ein künstlicher Stein. Aber nein: Die beiden haben nichts miteinander zu tun. Der Zirkon ist ein natürlich vorkommender Kristall, der schützt und Dinge oder Erfahrungen anzieht.

HERKUNFT: Australien, Kanada, Pakistan, Sri Lanka

GITTERSTRUKTUR: tetragonal

FORM: Rohstein, Trommel- und Schmuckstein

ENERGIE: verstärkend

FARBEN: blau, gelb, rot und rotbraun

CHAKRA: rot – Wurzelchakra; gelb – Solarplexuschakra; blau – Hals- oder Stirnchakra

PLATZIERUNG: Verwende ihn an oder nahe dem Chakra, das von seiner Farbe angesprochen wird. Trage ihn als Schmuck, vor allem als Armband oder Ring. Du kannst ihn auch auf den Schreibtisch legen, wenn du vor einer schweren Aufgabe stehst und nicht weißt, wie du sie bewältigen sollst.

QUALITÄTEN: Fördert Selbstliebe und spirituelles Wachstum. Stiftet eine gute Verbindung zum Göttlichen und zur eigenen Intuition. Der Zirkon sorgt für Freude und erfüllt dich mit Begeisterung selbst bei Dingen, die dir eigentlich nicht so liegen.

PASST GUT ZU: Bergkristall, Aquamarin

TIPPS ZUR ANWENDUNG: Natürlich vorkommende Zirkone sind blau, rotbraun oder gelb. Wenn er in anderen Farben angeboten wird, ist er mit einiger Sicherheit hitzebehandelt (gebrannt) worden.

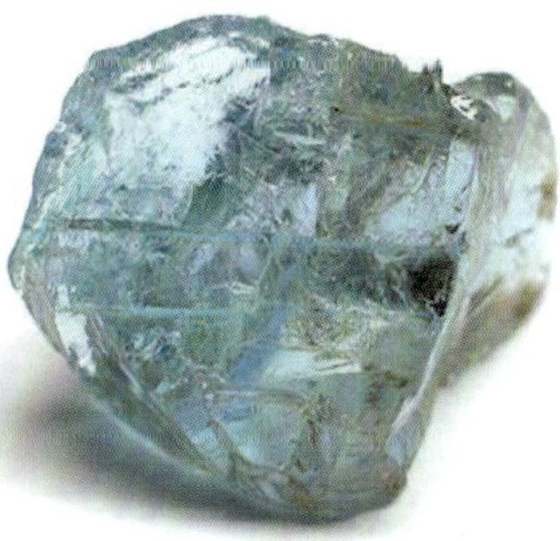

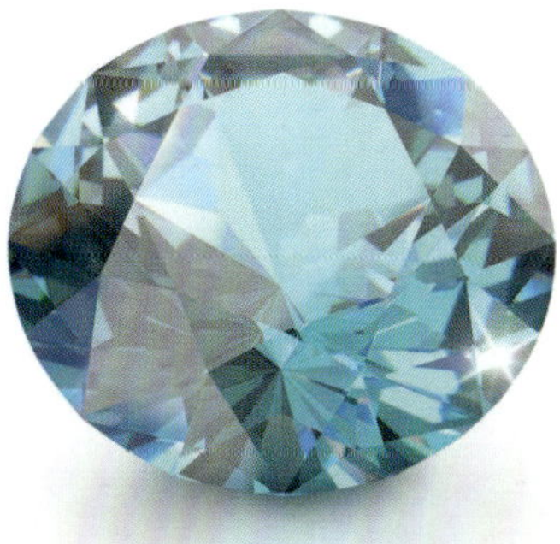

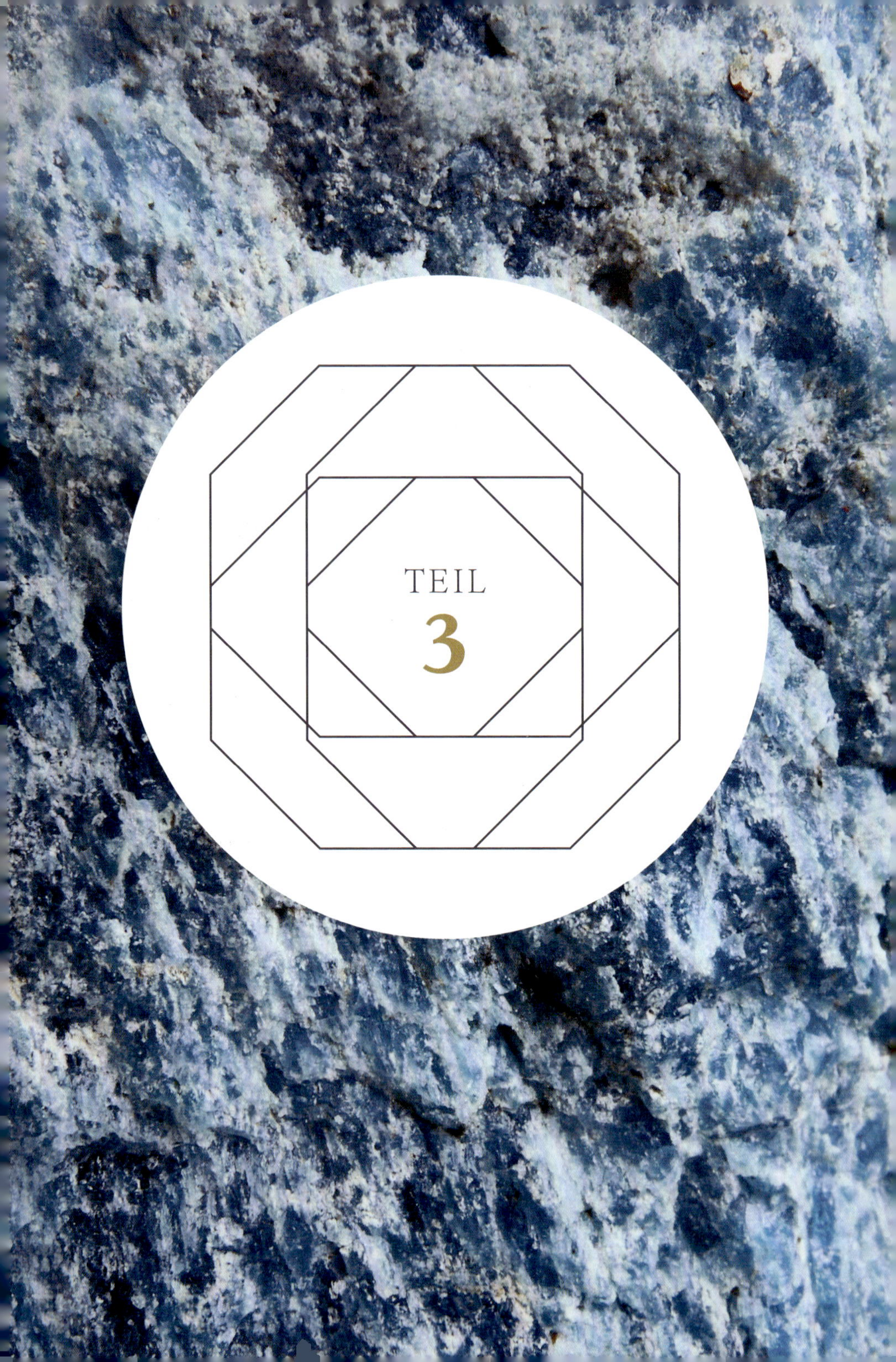

TEIL 3

Wie du dein Leben mit Heilsteinen verbesserst

KAPITEL 7

7

HEILSTEINE FÜR BESTIMMTE PROBLEME

Auf den folgenden Seiten werde ich bestimmte Themenkreise beschreiben und dazu die Heilsteine, die meiner Erfahrung nach jeweils am besten helfen. Zu jedem Thema werde ich mehrere Lösungsideen vorstellen, sodass du dir aussuchen kannst, was dir am besten liegt. Zu jedem Themenkreis gehört ein Mantra, mit dessen Hilfe du deinen Geist auf die Arbeit mit den Steinen vorbereiten kannst. Ich werde dir auch bestimmte Steine vorschlagen, aber nimm einfach, was dich in diesem Moment besonders anspricht.

Heilung geschieht gewöhnlich nicht von heute auf morgen. Damit sich etwas ändern kann, musst du bereit sein, diesen Wandel in dein Leben zu lassen. Dazu ist eine innere Haltung der Offenheit nötig. Also versuche, so gut du kannst, Zweifel und Ängste außen vor zu lassen und dich in eine positive, aufnahmebereite Stimmung zu versetzen, wenn du deine Heilsteinsitzungen beginnst. Der Wandel kann nur dann eintreten, wenn du ihn zulässt und bereit dafür bist. Wenn du nicht der Typ bist, der Dinge gut annehmen kann (und die meisten Menschen, die mir begegnen, sind eher bereit zu geben als zu empfangen), dann beginne deine Heilsteinmeditation mit einer Bekundung wie: »Ich öffne mich, um zu empfangen.« Oder: »Ich bin dankbar für das, was ich nun empfangen werde.«

ANGST

Angst kann kommen und wieder gehen oder sie kann sich zu einem chronischen und schädlichen Problem entwickeln. Es gibt unglaublich viele Formen der Angst: soziale Ängste, Zwangsstörungen, Phobien oder generalisierte Angststörungen. Die Lösungsansätze, die ich hier vorschlage, sind für diese festsitzenden Ängste gedacht. Kurzfristiger Stress wird in einem eigenen Abschnitt behandelt. Angst ist eine andere Form überschießender Energie. Auch hier brauchst du also undurchsichtige Steine, die diese Energie aufnehmen und dich beruhigen.

MANTRA

Ich bin Friede.

EMPFEHLUNG 1: SODALITH

Mit seiner beruhigend blauen Farbe ist der Sodalith der perfekte Anti-Angst-Heilstein.

Nimm einen Sodalith in deine dominante Hand. Setz dich ruhig hin. Schließe die Augen, wenn sich das gut anfühlt.

Jetzt stellst du dir vor, wie deine Angst durch deinen dominanten Arm fließt, hinein in die Hand und weiter in den Sodalith. Bei dieser Visualisierung wiederholst du das Mantra.

Mache dies wenigstens einmal pro Tag. Und reinige den Sodalith täglich.

EMPFEHLUNG 2: BERNSTEIN

Der Bernstein schenkt dir Unterstützung, wenn du leicht ängstlich bist. Bei sozialen Ängsten kannst du Bernsteine als Kette um den Hals tragen, vielleicht auch als Armband oder Ring. Oder du wickelst den Bernstein in ein Stück Stoff (so ist er geschützt) und trägst ihn in der Hosentasche, wenn du vor schwierigen Begegnungen stehst. In diesen Situationen hilft dir der Stein, deine Angst zu überwinden.

Nimm ein Stück Bernstein in deine nichtdominante Hand und spüre seine Wärme.

Stell dir vor, wie ein gelbes Licht aus deinem Solarplexus ausströmt und sich mit dem Solarplexus der Menschen um dich herum verbindet.

Atme tief ein und aus. So lange, bis sich die Angst gelegt hat.

EMPFEHLUNG 3: LAVENDELÖL UND AMETHYST

Ich hatte massiv mit Ängsten zu kämpfen, die mich meist nachts überfielen, wenn ich versuchte einzuschlafen. Ich lag also häufig wach. Wenn es dir genauso geht, versuche es mit dieser Methode, die auf zwei Ebenen ansetzt.

Lass dir warmes Wasser in die Badewanne und gib vier Tropfen ätherisches Öl vom Lavendel hinein. Leg dich zehn bis 20 Minuten hinein. Wenn deine Ängste aufsteigen, sieh zu, wie sie wieder vergehen und wiederhole das Mantra oder einfach das Wort »Ruhe«.

Lass das Wasser ablaufen und stell dir vor, wie es deine Sorgen und Ängste mitnimmt. Erst wenn das Wasser abgelaufen ist (und deine Ängste mitgenommen hat), stehst du auf und trocknest dich ab.

Dann geh ins Bett, unter dessen Kopfteil du mit Klebstreifen ein Stück Amethyst befestigt hast. Du kannst den Stein auch auf den Nachttisch legen oder beides. Wenn Ängste aufsteigen, stell sie dir als Wolken vor, die vorüberziehen, raus aus deinem Kopf und fort ins Universum. Wiederhole das Mantra.

BALANCE

Wenn ich irgendwie aus dem Gleichgewicht bin, fühlt es sich an, als hätte ich mein Leben nicht mehr unter Kontrolle. Dann bin ich unglücklich, bis endlich wieder alles in Balance ist. Fehlende Balance zeigt sich in vielerlei Dingen, zum Beispiel, wenn wir es nicht schaffen, Arbeit und Freizeit in ein ausgewogenes Verhältnis zu bringen. Oder wenn wir uns zu sehr auf den Körper (bzw. den Geist oder die Seele) konzentrieren und die anderen Teile vernachlässigen. Auch viel Stress ohne Ausgleich durch Entspannung ist schädlich. Mit den folgenden Lösungsvorschlägen kommst du wieder ins Gleichgewicht.

MANTRA

Ich bin in allen Dingen ausgeglichen.

EMPFEHLUNG 1: REGENBOGENFLUORIT

Der vielfarbige Regenbogenfluorit hilft uns beim Ausgleich der Energien. Trage ihn ruhig als Schmuckstück, wenn du aus dem Gleichgewicht bist.

Nimm ein Stück Regenbogenfluorit in deine nichtdominante Hand und wiederhole das Mantra.

Mach dies mehrmals täglich, zum Beispiel nach dem Aufstehen oder vor dem Schlafengehen.

EMPFEHLUNG 2: TÜRKIS

Der Türkis ist ein Stein, der Harmonie schafft. Er hilft dir, deine Energien auszubalancieren und die Mitte zu finden, in der dein Frieden liegt.

Trage Türkisschmuck, damit du diesen großartigen Stein genießen kannst, während du nach Balance strebst.

Reinige ihn nach Möglichkeit alle paar Tage, um ihm seine harmonische Kraft zurückzugeben.

EMPFEHLUNG 3: SCHWARZER TURMALIN UND BERGKRISTALL

Schwarzer Turmalin und Bergkristall arbeiten harmonisch zusammen, um die Energie in deinem ganzen System auszugleichen.

Leg dich bequem auf den Boden bzw. aufs Sofa.

Leg ein Stück schwarzen Turmalin auf dein Wurzelchakra und ein Stück Bergkristall in unmittelbare Nähe deines Kronenchakras. Schließe die Augen, wenn sich das für dich gut anfühlt.

Nun stelle dir vor, wie die Energie vom Wurzel- ins Kronenchakra fließt und wieder zurück. Wiederhole das Mantra, wenn du möchtest.

DANKBARKEIT

Dankbarkeit ist ein Geisteszustand voller Kraft und Energie. Wenn du in Dankbarkeit lebst, kann sich in deinem Leben ein echter Wandel einstellen, denn dann stehst du im Einklang mit deiner ureigensten Wahrheit. Dankbarkeit richtet deine Konzentration auf das aus, was wirklich wichtig ist.

MANTRA

Ich bin dankbar für alles, was ich sehe, weiß und erfahre. Ich bin dankbar, dass ich sein darf.

EMPFEHLUNG 1: ROSENQUARZ

Dankbarkeit ist eine Qualität, die aus dem Herzen kommt. Daher sind rosafarbene oder grüne Steine besonders nützlich, wenn du Dankbarkeit entwickeln möchtest. Ein herzförmiger Rosenquarz ist dafür am besten geeignet – vor allem, wenn du ihn als Anhänger trägst. Es muss allerdings nicht unbedingt eine Herzform sein.

Trage einen Rosenquarz an einer langen Kette um den Hals, sodass er direkt auf deinem Herzchakra liegt.

EMPFEHLUNG 2: AQUAMARIN

Wenn es dir schwerfällt, deine Dankbarkeit in Worte zu fassen, können blaue Steine dein Halschakra aktivieren und deine Ausdrucksfähigkeit verbessern. Der Aquamarin ist ein Verstärkerstein, der dazu beiträgt, Dinge und Erfahrungen zu manifestieren. Er kann dir helfen, deine Dankbarkeit besser zu zeigen.

Trage einen Aquamarin als Kette.

Wiederhole das Mantra täglich mehrmals, damit du lernst, deine Dankbarkeit auszudrücken.

EMPFEHLUNG 3: CRYSTAL GRID »DANKBARKEIT«

Leg ein herzförmiges Crystal Grid dort, wo du regelmäßig meditieren kannst. Setz dich in die Nähe der ausgelegten Steine. Schließe die Augen, wenn du dich damit gut fühlst. Stell dir vor, wie Dankbarkeit in deinen Körper und weiter in dein Herz fließt. Visualisiere, wie das Herz diese Energie durch den ganzen Körper schickt. Spür nach, wie die Dankbarkeit durch dich hindurchfließt und dich umhüllt.

FORM: Herz

ZENTRUMSSTEIN: Rosenquarz (vorzugsweise herzförmig, ansonsten in einer anderen Form) für Selbstliebe

RANDSTEINE: Bergkristalle (zur Verstärkung)

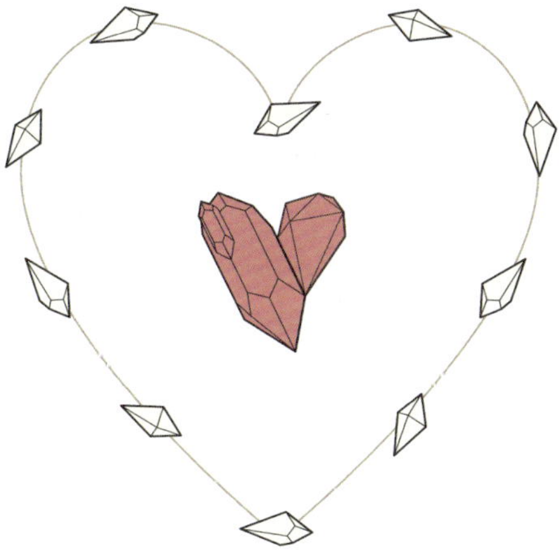

ENTSCHLOSSENHEIT

Wenn es um wichtige Entscheidungen geht, sind deine Intuition und dein Herz die wichtigsten Ratgeber. Es geht also um das Herz- und das Stirnchakra (drittes Auge). Vor allem Letzteres schafft den Draht zur höheren Führung. Diese hilft dir, Entscheidungen zu treffen, die deinem höchsten und größten Wohl dienen.

MANTRA

Ich danke meiner Intuition, da sie mir Entscheidungen ermöglicht, die meinem höchsten und größten Wohl dienen.

EMPFEHLUNG 1: AMETHYST

Der Amethyst ist einer der stärksten Steine, wenn du eine Verbindung zur göttlichen Führung herstellen willst. Seine hexagonalen Kristalle verstärken die Botschaften deines höheren Selbst, sodass du sie als Weisheit erkennst.

Wenn du eine Entscheidung zu treffen hast, nimm einen Amethyst in deine nichtdominante Hand und visualisiere die Alternativen, vor denen du stehst.

Wiederhole das Mantra und bleib ruhig sitzen, bis sich die Antwort auf deine Frage einstellt.

EMPFEHLUNG 2: AMETRIN

Der Ametrin verbindet den Solarplexus mit dem Stirnchakra, wobei er die Energie durch dein Herz lenkt. Damit kannst du Entscheidungen treffen, die nicht nur auf höherer Führung beruhen, sondern auch von Herzen kommen und auf einem gesunden Instinkt beruhen.

Leg dich bequem auf den Rücken und platziere einen Ametrin zwischen Herz- und Halschakra (also etwa auf der Mitte des Brustbeins).

Stell die Frage, um die es bei deiner Entscheidung geht.

Stell dir vor, wie die Energie vom Solarplexus aufwärts strömt, durch das Herzchakra hindurch und direkt in das dritte Auge (Stirnchakra).

Achte genau auf die Information, die damit verbunden ist und die dich zu einer Entscheidung bringt.

EMPFEHLUNG 3: CRYSTAL GRID »STIRNCHAKRA«

Ein Crystal Grid mit Amethyst und Bergkristall ist hier am sinnvollsten. Leg es auf deinem Nachttisch aus und stelle deine Frage vor dem Einschlafen. Schlaf drüber. Amethyst und Bergkristall arbeiten vereint daran, dir im Schlaf die Antwort einzugeben. Welche Form und Größe die verwendeten Steine haben, ist weiter nicht wichtig.

FORM: Auge

ZENTRUMSSTEIN: Amethyst (der eine innige Verbindung zu deinem dritten Auge und deiner Intuition hat)

RANDSTEINE/ABSICHTSSTEINE: Bergkristall (verstärkt)

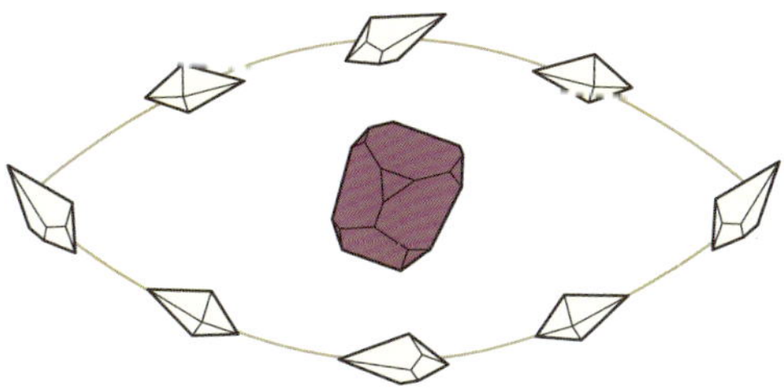

GEDULD

Bei mir zu Hause geht das Gerücht um, dass mir manchmal, unter gewissen Umständen die Geduld fehlt. Und das heißt, dass ich bin wie die meisten anderen Menschen. Manchmal ist es eben schwierig, geduldig zu sein. Dann wieder haben wir eine Engelsgeduld für alles Mögliche. Die Empfehlungen in diesem Abschnitt helfen dir, wenn dein Geduldsfaden ein bisschen Verstärkung braucht.

MANTRA

Auch dies wird vorübergehen.
Alles ist vergänglich.

EMPFEHLUNG 1: HOWLITH

Der Howlith lehrt dich Geduld. Wenn du häufig mit Ungeduld zu kämpfen hast (mit Kindern, angesichts der langen Schlangen im Supermarkt, dem Irrsinn am Schulparkplatz), dann ist der Howlith dein Stein.

Trage immer einen glatten Howlith bei dir.

Wenn du spürst, wie die Ungeduld aufsteigt, verwende ihn als Handschmeichler und wiederhole das Mantra.

EMPFEHLUNG 2: AMAZONIT

Wenn du allgemein unter Ungeduld leidest (also ein ungeduldiger Mensch bist), versuch es mal mit einem Amazonit. Er ist Balsam für die Nerven, hilft dir, dich an die Umstände anzupassen und Geduld zu entwickeln.

Trage immer ein Stück Amazonit bei dir oder leg ihn auf den Nachttisch bzw. unter dein Bett.

EMPFEHLUNG 3: LABRADORIT

Manchmal brauchen wir einfach Geduld mit uns selbst. Der Labradorit kann uns hier unterstützen. Bei mir stehen Labradorite überall im Haus. Ich trage den Stein auch oft als Schmuck. Vielleicht bin ich deshalb neuerdings geduldiger. Jedenfalls kann ich Schmuck aus Labradorit nur empfehlen.

Bevor du deinen Labradoritschmuck anlegst, halte ihn in der nichtdominanten Hand und rezitiere dieses Mantra: »Ich bin geduldig. Ich bin im Frieden mit mir selbst.«

GLÜCK

Glück ist eine Frage der Entscheidung. Manchmal aber verheddern wir uns im Alltagsstress und vergessen, dass wir uns für Glück und Freude wirklich entscheiden müssen. Die hier genannten Heilsteine helfen dir, dich daran zu erinnern: Du kannst dich für das Glück entscheiden, ganz egal, unter welchen Umständen du lebst.

MANTRA

Ich entscheide mich für Freude und Glück in jedem Moment meines Lebens.

EMPFEHLUNG 1: BERNSTEIN

Für mich ist der Bernstein der Glücksstein überhaupt. Seine schöne goldene Farbe strahlt eine natürliche Wärme aus, die dich erfüllt, vor allem, wenn du ihn auf der Haut trägst. Bernsteinschmuck kann dir helfen, die Energie des Glücks zu fühlen. Außerdem erinnert er uns daran, dass wir uns für das Glück entscheiden müssen.

Halte deinen Bernsteinschmuck in deiner nichtdominanten Hand. Wiederhole das Mantra und leg den Schmuck dann an.

EMPFEHLUNG 2: RAUCHQUARZ

Rauchquarz ist ein toller Kristall, um negative Energie ins Positive zu wenden. Wenn du eine schwierige Zeit vor dir hast, in der es dir schwerfällt, glücklich zu sein, meditiere mit Rauchquarz in beiden Händen.

Visualisiere, wie deine negativen Gefühle durch deinen Körper fließen. Lass sie durch deine dominante Hand in den Rauchquarz eintreten.

Schau hin und entdecke, wie sich die negativen Gefühle in Glück verwandeln.

Nun stell dir vor, wie das Glück aus dem Quarz in der dominanten Hand auf den Quarz in der anderen Hand übergeht und von da über den Arm ins Herz fließt. Das Herz wiederum schickt dieses Glücksgefühl durch den ganzen Körper.

EMPFEHLUNG 3: CITRIN

Der Citrin macht dich zu einem Menschen, der Glück und Freude ausstrahlt.

Bevor du mit anderen Menschen zusammentriffst, nimmst du einen Citrin in deine dominante Hand und wiederholst folgendes Mantra: »Wo auch immer ich bin, wen auch immer ich treffe, ich strahle Glück aus.«

Dann steck deinen Citrin in die Tasche und geh hinaus in die Welt. Du kannst auch kleine Citrinstücke mit dieser Absicht aufladen und sie anderen Menschen schenken. So schenkst du ihnen gleich ein Stück vom Glück.

GRENZEN SETZEN

Manche Menschen finden es schwierig, gesunde Grenzen zu setzen. Aber genau das ist ganz wesentlich für geistige, spirituelle, emotionale und körperliche Gesundheit. Wenn deine Grenzen klar sind, schützt du damit dein Selbst, kannst aber immer noch auf liebevolle und mitfühlende Weise mit anderen in Kontakt treten bzw. auf dich selbst blicken. Manchmal aber sind uns unsere Grenzen so wichtig, dass sie uns liebevolles Handeln unmöglich machen. Für Grenzen gilt also: klar, aber flexibel, sodass sie unserer Selbstliebe dienlich sind.

MANTRA

Meine Grenzen sind klar, aber so flexibel, dass sie Liebe erlauben.

EMPFEHLUNG 1: GELBER KYANIT

Gelber Kyanit hat zwei Eigenschaften, die ihn zu einem wunderbaren Stein für den Umgang mit Grenzen machen. Zunächst ist sein Kristallsystem triklin, was ihn zum einem Grenzstein macht. Dann unterstützt er das Solarplexuschakra, das für ein gesundes Selbstwertgefühl und damit letztlich für unsere Grenzen verantwortlich ist.

Halte während der Meditation einen gelben Kyanit in deiner dominanten Hand und rezitiere das Mantra.

Fahre damit fünf oder zehn Minuten lang fort, bis du das Gefühl hast, dass deine Grenzen nun standhalten.

EMPFEHLUNG 2: TÜRKIS

Türkis gehört ebenfalls zu den Steinen mit einem triklinen Kristallsystem. Auch er ist ein großartiger Grenzsetzer. Für diesen speziellen Zweck empfehle ich Türkisschmuck.

Leg morgens deinen Türkisschmuck an.

Wiederhole das Mantra und stell dir vor, wie vom Türkis eine lebhafte Energie ausstrahlt und eine Hülle um dich bildet.

EMPFEHLUNG 3: LABRADORIT

Der Labradorit ist der Stein der Selbstbestimmung. Er verbindet dich mit deiner Intuition. Mit ihr gewinnst du die nötige Stärke, um gesunde Grenzen zu setzen. Außerdem ist der Stein mit dem Halschakra verbunden, was heißt, dass er es dir leichter macht, deine Wahrheit klar auszudrücken. Und das ist nötig, denn nur so können wir unsere Grenzen auch mit Worten klarmachen.

Wenn jemand dich bittet, etwas für ihn zu tun, halte einen Moment inne und atme tief durch.

Nimm einen Labradorit in die Hand und frage dich: »Ist dies etwas, was meine persönlichen Grenzen erlauben?« Horch genau auf die Antwort, die auftaucht.

Wenn du das Gefühl hast, dass damit deine Grenzen überschritten werden, ist es in Ordnung, Nein zu sagen.

INNERER FRIEDE

Jede Form des Friedens, ob nun individuell, in Beziehungen oder in der Gesellschaft bzw. der ganzen Welt, fängt mit innerem Frieden an. Wenn du die Ruhe selbst bist, obwohl um dich Stürme toben, gibst du für andere Menschen die Schwingung vor. Wenn diese nun deinem Beispiel folgen, verbreitet sich der Friede in der Welt. Und du kannst das stille Auge des Sturms sein, auch wenn die Welt dir dunkel erscheint. Ziehe dich an diesen Ort des Friedens zurück, wenn du schwierige Zeiten durchlebst.

MANTRA

Ich bin im Frieden, ungeachtet dessen, was um mich herum geschieht.

EMPFEHLUNG 1: LARIMAR

Der Larimar mit seinem träumerisch blauen Äußeren ist ein großartiger Friedensstein und außerdem einer meiner Lieblingssteine (wobei sich das recht häufig ändert).

Verwende den Larimar als Seherstein.

Leg ihn etwa 30 Zentimeter vor dich hin und lasse den Blick darauf ruhen, während du das Mantra wiederholst.

EMPFEHLUNG 2: BLAUER CALCIT

Der blaue Calcit ist ein sehr friedliebender Stein. Er schenkt dir auch in stressigen Zeiten inneren Frieden, wenn dein Adrenalinspiegel in die Höhe schießt und eine Kampf-oder-Flucht-Reaktion ausgelöst wird.

Trage einen blauen Calcit bei dir und halte ihn in der nichtdominanten Hand, wenn du Frieden brauchst.

Stell dir vor, wie die ruhige blaue Energie vom Kristall in deine Hand übergeht und sich von da im ganzen Körper verbreitet.

EMPFEHLUNG 3: CRYSTAL GRID »FRIEDEN«

Das Gelassenheitsgebet ist ein guter Weg zum Frieden: Verändern, was du kannst. Loslassen, was du nicht unter Kontrolle hast. Und die Weisheit, den Unterschied zu erkennen. Dieses Crystal Grid kann dir dabei helfen, selbst unter schwierigsten Umständen ruhig zu bleiben, weil du loslässt, das Bedürfnis nach Kontrolle ablegst und darin Weisheit und inneren Frieden findest.

FORM: Kreis (Einheit, Einssein)

ZENTRUMSSTEIN: Türkis (innerer Friede)

ABSICHTSSTEINE: Aquamarin (Loslassen)

RANDSTEINE: Amethyst (Weisheit)

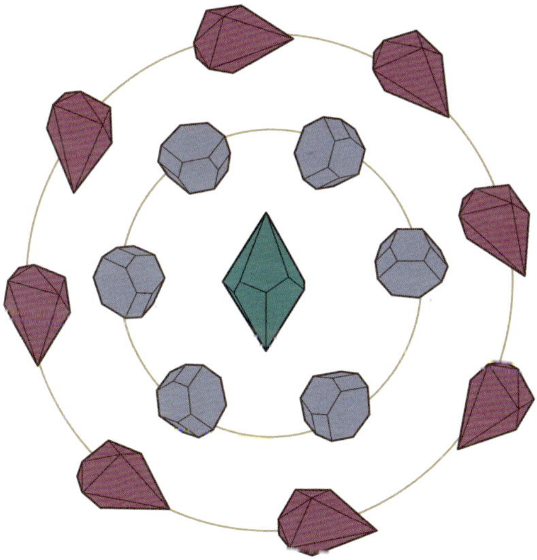

LIEBE

Wenn Menschen mich um Rat bitten, weil sie mit Heilsteinen arbeiten möchten, liegen ihre Probleme meist in diesen zwei Bereichen: Wohlstand und Liebe. Jeder von uns hat Liebe im Leben (auch wenn wir das nicht merken), denn wir werden vom Göttlichen unendlich geliebt. Manchmal aber vermissen wir Romantik in unserem Leben. Wir fühlen uns einsam. Und wenn es Probleme in der Beziehung gibt, haben wir Angst, diese Liebe zu verlieren.

MANTRA

So wie ich anderen Liebe schenke, empfange ich sie voller Dankbarkeit.

EMPFEHLUNG 1: ROSENQUARZ

Der meistverwendete Heilstein für die partnerschaftliche Liebe (und alle anderen Formen, auch die bedingungslose Liebe) ist zweifellos der Rosenquarz. Am schönsten, wenn er eine Herzform hat, obwohl das nicht unbedingt nötig ist.

Wenn du dir eine Partnerschaft oder eine innige Liebe wünschst, meditiere mit einem Rosenquarz, der über deinem Herzen platziert ist.

Stell dir vor, wie die Energie der Liebe aus deinem Herzen fließt, durch den Kristall hindurchgeht und ins Universum hinausströmt und dort die Liebe anzieht, die du dir wünschst. Wiederhole dabei das Mantra.

EMPFEHLUNG 2: PERIDOT

Wenn du Schwierigkeiten mit (romantischen oder anderen) Beziehungen hast, ist der Peridot ein guter Stein, um deinen Ärger und deine Verletzungen loszuwerden und liebende, heilsame Energie in die Beziehung zu bringen.

Leg dich bequem hin und platziere einen Peridot auf deinem Herzchakra.

Visualisiere die Person, mit der du Probleme hast. Lass ein grünes Licht aus deinem Herzen strömen, durch den Peridot hindurchgehen und in das Herzzentrum des Menschen eindringen, dessen Beziehung zu dir du heilen möchtest.

Wiederhole dieses Mantra: »Ich erlaube der Liebe, den Schmerz zu heilen, den wir einander zugefügt haben.«

EMPFEHLUNG 3: ROSAROTER TURMALIN

Wenn du das Gefühl hast, dass es in einer deiner Beziehungen einen Mangel an Vertrauen gibt und dies zum Hindernis für die Liebe wird, versuche es mit einem rosaroten Turmalin, der helfen kann, Vertrauen aufzubauen.

Halte den Turmalin in deiner dominanten Hand.

Stell dir vor, wie seine Energie euch beide umgibt.

MISSBRAUCH

Viele Menschen schleppen Missbrauchserfahrungen ihr Leben lang mit. Ganz egal, wer dich missbraucht hat, wann das passiert ist oder welche Art von Missbrauch du erlitten hast (emotional, geistig, körperlich, sexuell): Wenn du zu deiner Stärke zurückfinden willst, musst du den Schmerz loslassen, den du so tief in dir verborgen hast. Dann kannst du ein Leben nach deinen Vorstellungen führen.

MANTRA

Ich löse mich von jedem Schmerz, den ich erfahren habe, und setze voller Mitgefühl mit mir selbst meinen Weg fort.

EMPFEHLUNG 1: KARNEOL

Die Eindrücke von Missbrauchserfahrungen werden häufig im Sakralchakra (dem zweiten von unten) gespeichert. Dort ist unsere persönliche Stärke zu Hause. Das gilt besonders für körperlichen und sexuellen Missbrauch. Der orange Karneol ist ein wichtiger Stein für das zweite Chakra.

Setze oder leg dich bequem hin. Nimm einen Karneol in deine nichtdominante Hand.

Schließe die Augen und stell dir den Schmerz deiner Missbrauchserfahrung als schwarze Masse in deinem zweiten Chakra vor.

Visualisiere, wie diese dunkle Masse dort austritt, wo dein Körper den Boden berührt (Füße, Po, Rücken, je nachdem, ob du sitzt oder liegst), und in der Erde versickert. Die Erde wird ihn neutralisieren und die Energie wieder ins Gleichgewicht bringen.

Wenn du spürst, dass die Erde alle Energie aufgesogen hat, halte den Karneol an dein Sakralchakra und wiederhole das Mantra so oft, wie du möchtest. Nimm dir so viel Zeit, wie du brauchst, und wiederhole die Meditation so oft, wie du sie für notwendig hältst.

EMPFEHLUNG 2: GELBES TIGERAUGE

Selbstwert und Selbstachtung leiden häufig, wenn man Missbrauchserfahrungen ausgesetzt war, vor allem, wenn es sich um emotionalen und geistigen Missbrauch handelt. Das sind Themen, die mit dem Solarplexuschakra zusammenhängen.

Nimm ein gelbes Tigerauge in deine nichtdominante Hand und setze oder leg dich irgendwo bequem hin. Schließe die Augen, wenn du dich damit sicher fühlst.

Stell dir nun vor, wie in deinem Solarplexus (unterhalb des Brustbeins) ein goldenes Licht heranwächst.

Wiederhole das Mantra und füge noch ein weiteres Mantra für mehr Selbstachtung hinzu, zum Beispiel: »Ich bin aller guten Dinge würdig.« Mach dies so lange, wie es dir gefällt.

EMPFEHLUNG 3: CRYSTAL GRID »MISSBRAUCH«

Leg ein Crystal Grid, das dir mit den drei Problembereichen hilft, die bei Missbrauchserfahrungen so häufig sind: mangelndes Gefühl der Sicherheit, persönliche Stärke und Selbstachtung. Hier werden wir ein Dreiecksmuster verwenden, das Körper, Geist und Seele ausbalanciert. Leg diese Kristallformation unter dein Bett oder auf deinem Schreibtisch – oder an einem anderen Ort, an dem du viel Zeit verbringst. Du solltest die Heilsteine etwa einmal im Monat reinigen. Welche Form die Steine haben, ist hier nicht von Bedeutung. Hauptsache, sie gefallen dir.

FORM: Dreieck

ZENTRUMSSTEIN: schwarzer Turmalin (Sicherheit, Geborgenheit, Absorption negativer Energie)

ABSICHTSSTEINE: Citrin (Selbstachtung), Rosenquarz (Selbstliebe), Karneol (persönliche Stärke)

RANDSTEINE: Bergkristalle (wirken verstärkend)

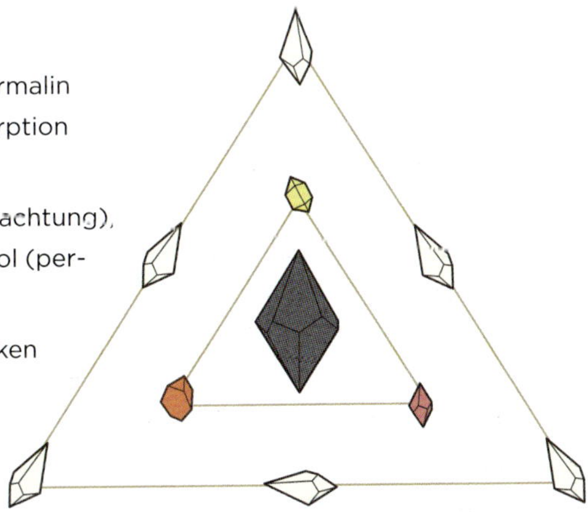

MITGEFÜHL

Mitgefühl mit dir selbst und anderen Menschen ist eine der wichtigsten Eigenschaften, die du erwerben kannst. Manchmal ist es nicht leicht, Mitgefühl zu empfinden, gerade für uns selbst. Doch diese Qualität mit der außerordentlich hohen Schwingungsenergie ermöglicht es uns, uns selbst und andere Geschöpfe als Teil des Göttlichen zu sehen.

MANTRA

Ich blicke mit den Augen des Mitgefühls auf alles und jeden in meiner Umgebung.

EMPFEHLUNG 1: ROSENQUARZ

Mitgefühl ist eine spirituelle Emotion, die im Herzen entsteht. Da wir unser natürliches Mitgefühl letztlich nur verstärken müssen, ist es sinnvoll, einen Stein zu verwenden, der diese verstärkende Qualität besitzt. Rosenquarz gehört zu den Heilsteinen mit der höchsten Schwingungsenergie überhaupt. Er ist für die Entwicklung von Mitgefühl ideal geeignet. Da er ein hexagonales Kristallsystem hat, wirkt er von Natur aus als Verstärker.

Selbstmitgefühl: Halte den Rosenquarz in deiner nichtdominanten Hand und drücke ihn ans Herz.

Mitgefühl mit anderen: Halte den Rosenquarz in deiner dominanten Hand und drücke ihn ans Herz.

Schließe die Augen, wenn du dich damit wohlfühlst. Wiederhole das Mantra und spür nach, wie das Mitgefühl deinen Körper durchströmt.

EMPFEHLUNG 2: AQUAMARIN

Manchmal ist es schwierig, Mitgefühl zu empfinden, wenn wir uns nicht von unseren Ansichten lösen können. Der Aquamarin ist hexagonal und somit verstärkend. Er hilft dir beim Loslassen.

Wenn du merkst, dass ein Urteil über dich oder andere dich daran hindert, Mitgefühl zu entwickeln, halte einen Aquamarin in deiner dominanten Hand und stell dir vor, wie du diese Ansicht loslässt.

Während du den Stein hältst, rezitierst du das Mantra: »Ich lasse dieses Urteil los. Ich schaffe Raum für Mitgefühl.«

EMPFEHLUNG 3: PERIDOT-MEDITATION

Auch der Peridot ist ein Herzensstein, der Mitgefühl fördert.

Leg dich bequem auf den Rücken und platziere einen Peridot auf deinem Herzchakra. Spüre nach, wie dein Herz schlägt. Schließe die Augen, wenn du dich damit sicher fühlst.

Nun stellst du dir ein Wesen oder ein Ding vor, für das du grenzenloses Mitgefühl empfindest. Lenke diese Empfindung von Liebe und Mitgefühl in dein Herz. Spüre nach, wie es mit jedem Herzschlag deinen Körper erfüllt. Es strömt durch all deine Blutgefäße und von dort aus weiter in jeden Teil deines Körpers, bis es sich schließlich um dich herumlegt und am Ende die ganze Welt umfasst.

Mach diese Übung so lange, wie es dir gefällt.

MOTIVATION

Wenn du deine Träume verwirklichen möchtest, brauchst du dafür die nötige Eigenmotivation. So weit klar – nur manchmal fühlt man sich halt weniger motiviert als an anderen Tagen. Motivation hat viel mit dem Solarplexuschakra zu tun, das auch für den Willen zuständig ist. Wenn es dort zu energetischen Schwankungen kommt, leidet auch die Motivation. Kannst du dieses Energiezentrum mit Kristallen ausbalancieren, tut sich dein Weg erneut klar vor dir auf.

MANTRA

Ich tue, wofür ich mich entschieden habe, um ganz ich selbst zu sein.

EMPFEHLUNG 1: GELBES TIGERAUGE

Tigeraugen stärken grundsätzlich den Willen.

Leg dich bequem hin und platziere ein gelbes Tigerauge auf dem Solarplexuschakra. (Oder setze dich hin und halte den Stein vor dem Chakra in der Hand.) Wiederhole das Mantra.

Wenn du versuchst, dich zu etwas Bestimmtem zu motivieren, kannst du das Mantra auch entsprechend umformulieren. Zum Beispiel: »Ich esse, was meiner Gesundheit guttut.« Oder: »Ich will in einer sauberen Umgebung leben.« Das motiviert dich, in der Wohnung aufzuräumen.

EMPFEHLUNG 2: REGENBOGENFLUORIT

Der Regenbogenfluorit ist ein toller Stein, um konzentriert und motiviert zu bleiben. Am besten trägst du ihn als Anhänger oder Kette.

An Tagen, an denen du einen Motivationsschub brauchst, nimm eine Kette oder einen Anhänger aus Regenbogenfluorit in die dominante Hand.

Wiederhole das Mantra, leg erst dann den Schmuck an.

EMPFEHLUNG 3: CITRIN UND ÄTHERISCHE ÖLE

Die Kombination aus Heilstein und ätherischen Ölen unterstützt Konzentration und Motivation. Viele Unternehmen, die reine ätherische Öle herstellen, haben spezielle konzentrationsfördernde Mischungen entwickelt, die dann auch so heißen (zum Beispiel »Konzentration« aus Zitrone, Riesentanne und Salbei von Primavera). Auch Zitronen- oder Orangenöl eignet sich sehr gut.

Gib das Öl in deine Duftlampe, bevor du meditierst. Halte einen Citrin in der Nähe des Solarplexuschakra und rezitiere das Mantra.

MUT

Mut heißt nicht, dass du keine Angst hast. Mut bedeutet, dass du das Richtige tust, auch wenn du Angst empfindest. Mut entsteht im Solarplexuschakra, daher werden wir uns nun auf Heilsteine konzentrieren, die dieses Energiezentrum stärken.

MANTRA

Ich habe den Mut zu tun, was meines Wissens meinem höchsten und größten Gut dienen wird.

EMPFEHLUNG 1: CITRIN

Der Citrin gehört zu den Verstärkern. Seine goldgelbe Farbe schwingt auf der gleichen Frequenz wie das Solarplexuschakra. Daher ist der Citrin ein guter Stein, um Mut zu entwickeln.

Wenn es dir an Mut fehlt, nimm einen Citrin in deine nichtdominante Hand und wiederhole das Mantra.

EMPFEHLUNG 2: AQUAMARIN

Auch der Aquamarin schenkt Mut. Trage ihn als Schmuck oder in der Jacken- bzw. Hosentasche mit dir, wann immer du mutig sein willst.

Wenn du vor einer Erfahrung stehst, die dich aus deiner Komfortzone wirft und beträchtlichen Mut erfordert, trage einen Aquamarin als Kette, Armband oder Ring.

Rufe seine Energie auf, um deinen Mut zu stärken. Wiederhole das Mantra.

EMPFEHLUNG 3: CRYSTAL GRID »MUT«

Auch der Amazonit macht uns mutig. Wir werden also ein Gitter mit Aquamarin und Citrin legen, in dessen Zentrum der Amazonit steht. Mit Bergkristallspitzen rundherum verstärkst du die Energie noch. Leg dieses Crystal Grid dort aus, wo du dich häufig aufhältst.

FORM: Quadrat

ZENTRUMSSTEIN: Amazonit (grün)

ABSICHTSTEINE: Aquamarin (blau), Citrin (gelb)

RANDSTEINE: Bergkristallspitzen (verstärken)

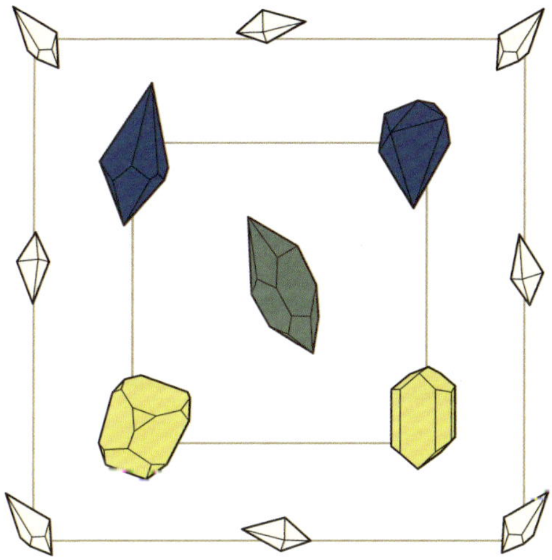

NEGATIVITÄT

Negativität kann aus uns selbst kommen, manchmal wird sie uns aber auch von anderen übergestülpt. Grundsätzlich handelt es sich dabei um eine Energie, die uns herunterzieht und es erschwert, sich auf die positiven Dinge in unserem Leben zu konzentrieren. Außerdem macht es so gar keinen Spaß, dauernd so düster drauf zu sein. Die Arbeit mit Kristallen kann helfen, diese negative Energie umzuwandeln und den Blick auf das Positive zu lenken.

MANTRA

Ich entscheide mich für das Positive. Alles, was ich sehe und erfahre, sehe ich durch diese positive Brille.

EMPFEHLUNG 1: RAUCHQUARZ

Wie bereits gesagt habe ich Rauchquarzscheiben rund um mein Grundstück und mein Haus verteilt. Jede Energie, die sich meinem Grund und Boden nähert, die in meinen persönlichen Bereich eindringt, wird so in etwas Positives verwandelt. Das kannst du ebenso machen, allerdings funktioniert es auch mit etwas geringerem Aufwand.

Leg einen Rauchquarz unter dein Bett oder auf deinen Schreibtisch, bevor du zu arbeiten beginnst. Er wird die Energie in etwas Positives verwandeln.

Reinige den Stein häufig, vor allem, wenn du dich in einer eher negativ aufgeladenen Umgebung aufhältst.

EMPFEHLUNG 2: HÄMATITRING

Der Hämatit nimmt jede Negativität auf, ob sie nun von uns selbst kommt, von anderen Menschen oder aus der Umgebung.

Trage einen Ring mit einem Hämatit oder einem schwarzen Turmalin.

Bevor du ihn überstreifst, halte ihn in der Hand und wiederhole das Mantra.

Reinige den Stein regelmäßig. Sollte der Hämatit einen Sprung bekommen, ersetze ihn durch einen anderen.

EMPFEHLUNG 3: KRISTALLLAMPE AUS HIMALAJASALZ

Ich habe das rosarote Himalajasalz bisher nicht erwähnt, doch auch Salz ist ein Kristall und mit Himalajasalz kannst du deinem unmittelbaren Umfeld etwas Gutes tun. Verwende eine Lampe aus dem rosaroten Salz oder einen Kerzenleuchter (den du in entsprechenden Fachgeschäften bekommst) und stelle das Stück dort auf, wo du dich am häufigsten aufhältst. Wenn die Wärme der Glühlampe oder Kerzenflamme das Salz durchdringt, schafft sie ein positives Energiefeld und reinigt von negativen Einflüssen.

NEID

Der Neid und seine Schwester, die Eifersucht, sind Gefühle, die dich daran hindern, friedlich und freudvoll deiner Wege zu gehen. Diese Emotionen entstehen meist aus der falschen Vorstellung, dass wir etwas nicht haben können, wenn jemand anderes es besitzt und genießt. Wir sollten uns jedoch nicht auf das konzentrieren, was andere haben und wir nicht. Richte deinen Fokus besser darauf, was du für dich selbst schaffen kannst.

MANTRA

Ich erschaffe mir das Leben, das ich mir wünsche.

EMPFEHLUNG 1: GRÜNER AVENTURIN

Neid ist überschießende Energie, daher arbeiten wir hier mit Heilsteinen, die absorbierend wirken. Es hört sich natürlich ein wenig klischeehaft an, aber tatsächlich sind grüne Steine bei Neid und Eifersucht am wirksamsten. Der grüne Aventurin ist hier aus zwei Gründen nützlich: Er ermöglicht dir, Neid loszulassen, und unterstützt gleichzeitig das Erreichen persönlicher Ziele.

Wenn du Eifersucht oder Neid empfindest, nimm je einen Aventurin in deine gebende (dominante) und nehmende (nichtdominante) Hand.

Stell dir den Neid als grünen Rauch vor, der aus deinem Körper austritt und vom Stein in deiner nichtdominanten Hand aufgenommen wird.

Sobald der Neid verschwunden ist, richte deine Konzentration auf den Stein in deiner dominanten Hand und wiederhole das Mantra.

Wenn du aufhörst, leg den Stein in deiner nichtdominanten Hand auf den Boden und lass die Energie in die Erde abfließen. Diese wird sie neutralisieren.

EMPFEHLUNG 2: MALACHIT

Der undurchsichtige Malachit mit seinem tiefen Grün nimmt negative Emotionen wie Neid besonders gut auf.

Leg dich bequem auf den Rücken und platziere einen Malachit auf deinem Herzen. Schließe die Augen, wenn du dich damit wohlfühlst.

Stell dir nun vor, wie der Neid durch dich hindurchströmt und auf den Malachit übergeht, bis du keinerlei Neid mehr empfindest.

EMPFEHLUNG 3: KARNEOL UND APATIT

Der Karneol unterstützt das Loslassen von Neid, der Apatit hingegen hilft uns, für uns positive Ziele zu formulieren. Die beiden sind eine sehr starke Kombination, um gegen eigenen Neid anzugehen. Sobald du deine Ziele verwirklichen kannst, wirst du andere nicht mehr um das beneiden, was sie haben. Dabei ist die Meditation ganz einfach.

Setze oder leg dich bequem hin. Halte einen Karneol in deiner nichtdominanten Hand und einen Apatit in der dominanten.

Nun stell dir vor, wie deine positiven Zielsetzungen vom Apatit in dich einfließen. Gleichzeitig lässt du Neid und Eifersucht in die nichtdominante Hand austreten, wo sie vom Karneol aufgenommen werden.

Reinige den Karneol am Ende der Sitzung.

REUE

Reue ist ein Gefühl, das uns nicht unbedingt dienlich ist. In meinen Augen entsteht sie als langfristige Nachwirkung von ungelösten Problemen wie Schuld oder Scham. Wenn wir etwas bereuen, konzentrieren wir uns eben nicht auf das, was wir für unser Leben gewählt haben. Wir richten unsere Aufmerksamkeit vielmehr auf etwas, wofür wir uns nicht entschieden haben. Reue lenkt unsere Aufmerksamkeit auf Vergangenes, sodass wir nicht mehr fest im Hier und Jetzt verwurzelt sind. Um Reue zu überwinden, müssen wir lernen, uns selbst zu verzeihen.

MANTRA

Ich löse mich von meinem Bedauern über die Vergangenheit. Ich vergebe mir selbst.

EMPFEHLUNG 1: ROSENQUARZ

Mitgefühl mit sich selbst ist die nötige Voraussetzung, um Reue loszulassen. Rosenquarz ist ein schöner Kristall, der uns hilft, uns selbst zu verzeihen. Wenn wir Mitgefühl mit uns selbst haben, können wir unsere Reue loslassen.

Leg dich auf den Rücken und platziere einen Rosenquarz auf deinem Herzen. Schließe die Augen, wenn sich das für dich gut anfühlt. Rezitiere das Mantra.

EMPFEHLUNG 2: RAUCHQUARZ

Rauchquarz ist ein Heilstein, der uns hilft, alte Vorstellungen loszulassen. Und was ist Reue denn anderes als ein Glaubenssatz, der uns nicht mehr länger von Nutzen ist?

Trage einen Rauchquarz in deiner Tasche bei dir.

Wenn dich die Reue übermannt, wenn deine Gedanken unweigerlich in die Vergangenheit zurückwandern, nimm den Rauchquarz in die dominante Hand und wiederhole das Mantra, bis das Gefühl des Bedauerns aufhört.

Führe diese Meditation regelmäßig aus.

EMPFEHLUNG 3: CRYSTAL GRID »REUE«

Leg dir ein Crystal Grid, um Gefühle der Reue zu überwinden. Am besten legst du es unter deinem Bett aus oder an einem anderen Ort, an dem du dich häufig aufhältst.

FORM: Dreieck (verbindet Körper, Geist und Seele)

ZENTRUMSSTEIN: Rauchquarz (löst alte Glaubenssätze und verwandelt Negatives in Positives)

ABSICHTSSTEINE: Aquamarin (löst alte Muster auf)

RANDSTEINE: schwarzer Turmalin (absorbiert Negativität)

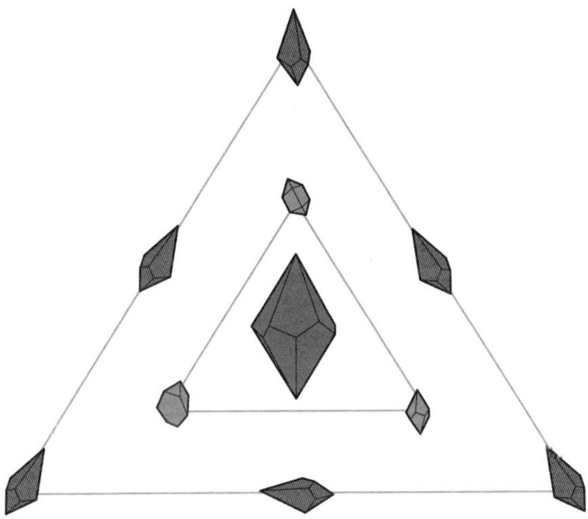

SELBSTSICHERHEIT

Zwischen Selbstsicherheit und Arroganz verläuft eine sehr feine Grenze. Manche Menschen sind sehr von sich überzeugt, ohne jedoch das entsprechende Wissen bzw. die nötigen Fähigkeiten mitzubringen. Andere hingegen sind vielleicht sehr begabt, können das Lob für ihre Leistungen aber nicht annehmen, weil sie fürchten, dass jemand sie als »Angeber« betrachten könnte. Das sind die beiden Pole der Selbstsicherheit: das Zuviel und das Zuwenig. Das Gleichgewicht liegt in der Mitte, die uns erfolgreich, freudvoll und selbstsicher macht. Es geht also im Wesentlichen darum, diese Energien auszubalancieren.

MANTRA

Ich akzeptiere mich bedingungslos.

EMPFEHLUNG 1: GELBES TIGERAUGE

Die Meditation mit diesem Heilstein verhilft dir zu einem gesunden Selbstbewusstsein und dämpft gleichzeitig den Überschwang, der uns zur Arroganz verführt.

Halte ein gelbes Tigerauge mit der dominanten Hand über dein Solarplexuschakra, während du meditierst.

Wiederhole dabei das Mantra: »Ich akzeptiere mich genau so, wie ich bin.«

EMPFEHLUNG 2: CITRIN

Der Citrin ist ein Heilstein, der verstärkt, vor allem das Selbstbewusstsein.

Halte den Citrin beim Meditieren in der nichtdominanten Hand und rezitiere das Mantra.

Stell dir vor, wie das goldene Licht des Citrins dich vollkommen umfließt und dich als Selbstsicherheit durchströmt.

EMPFEHLUNG 3: BERNSTEIN

Der Bernstein unterstützt das Solarplexuschakra und schenkt uns seine eigene zuversichtliche Wärme.

Ich empfehle, Bernsteinschmuck zu tragen, wenn du entweder zu viel oder zu wenig Selbstbewusstsein hast. Eine Kette oder ein Armband aus Bernstein wären wunderbar.

STRESS

Das Leben heutzutage ist einfach stressig. Wir bekommen unsere tägliche Dosis Stress durch Beruf, Familie und was wir persönlich sonst noch so treiben. Aber auch das Geschehen in der Welt setzt uns oft unter Druck. Wir machen uns mehr und mehr Sorgen, bis wir das Ganze nicht mehr im Griff haben. Doch es ist wichtig für unsere Gesundheit und unser inneres Gleichgewicht, dass wir diesen Stress in den Griff bekommen.

MANTRA

Lass los.

EMPFEHLUNG 1: GELBES TIGERAUGE

Stress wirkt sich auf unsere Nebennierendrüsen aus, die mit dem Solarplexuschakra in Verbindung stehen. Ein gelbes Tigerauge kann helfen, hier überschüssige Energie zu bändigen, die durch Stress verursacht wird und uns aus dem Gleichgewicht bringt.

Leg dich auf den Rücken und platziere das Tigerauge auf deinem Solarplexuschakra.

Atme tief ein und aus und wiederhole das Mantra so oft wie nötig, bis du dich ganz ruhig fühlst.

EMPFEHLUNG 2: RAUCHQUARZ

Rauchquarz hat eine stark stabilisierende Energie, die uns schnell wieder ins Gleichgewicht bringt, wenn der Stress bei uns eine Kampf-oder-Flucht-Reaktion auslöst. Dies ist einer der Steine, den ich mehr oder weniger ständig bei mir habe, weil ich ihn als unglaublich beruhigend empfinde, wenn ich stressige Zeiten durchlebe.

Sobald du Stress verspürst, dann nimm in jede Hand einen Rauchquarz.

Schließe die Augen, wenn du dich damit wohlfühlst. Atme ein und sprich beim Ausatmen das Mantra.

Mach dies so lange, bis du das Gefühl hast, dass der Stress von dir abgefallen ist.

EMPFEHLUNG 3: HÄMATIT

Stress ist letztlich eine Angstreaktion und der Hämatit ist einer der Steine, die am besten gegen Angst wirken.

Wenn du Stress verspürst, nimm einen Hämatit in deine nichtdominante Hand.

Stell dir den Stress als schwarze Wolke vor, die sich von dir löst und in den Stein eingeht.

Reinige den Hämatit nach jeder Sitzung.

SUCHT

Viele Menschen denken, Suchtprobleme würden nur mit Alkohol oder Drogen zusammenhängen. Tatsächlich kann jedes Verhalten, das du nicht ablegen kannst, selbst wenn es dir schadet, zur Sucht werden: zum Beispiel das starke Verlangen nach ungesundem Essen oder das Festhalten an einer ungesunden Beziehung. Die hier vorgestellten Hilfestellungen stärken deinen Willen und verringern die Anhaftung an solche schädlichen Verhaltensweisen. Auf diese Weise kannst du dich von deinen Süchten befreien.

MANTRA

Ich lasse alle ungesunden Anhaftungen los und gehe meinen Weg ohne diese Lasten weiter.

EMPFEHLUNG 1: HÄMATIT

Süchte sind ein Problem des Wurzelchakras, daher ist es nützlich, mit einem Stein zu arbeiten, der dieses ausbalanciert. Süchte haben eine unglaubliche Energie, daher arbeitest du besser mit einem absorbierenden Stein und nicht mit einem verstärkenden. Daher ist der Hämatit hier so gut geeignet.

Befestige ein kleines Stück Hämatit mit Klebstreifen unter dem Platz, an dem du am häufigsten sitzt. Ein weiteres Stück klebst du am Fußende deines Schlafplatzes an. Du kannst tagsüber auch einen Hämatit in der Hosen- oder Jackentasche bei dir tragen oder einen Hämatitring anstecken. (Tausche ihn aus, wenn der Stein zerspringt.)

Wenn du spürst, wie die Sucht dich treibt, nimm den Hämatit in deine dominante (gebende) Hand. Schließe die Augen und wiederhole das Mantra, bis der Drang wieder nachgelassen hat. Während der Zeit, in der du diese Übung machst, solltest du den Hämatit täglich reinigen.

EMPFEHLUNG 2: AMETHYST

Der Amethyst ist der »Stein der Nüchternheit«. Früher glaubte man, er könne vor Trunkenheit schützen. Wenn du Suchtprobleme mit einem Stoff hast, der den Geist verändert (auch Kaffee oder Nikotin), dann sorge dafür, dass du stets einen Amethyst bei dir hast.

Halte den Amethyst in deiner dominanten Hand, schließe die Augen und sprich das Mantra, wann immer du den Drang verspürst, den Stoff zu dir zu nehmen.

Wiederhole das Mantra, bis der Drang verflogen ist.

Reinige den Amethyst während dieser Zeit täglich.

EMPFEHLUNG 3: CRYSTAL GRID »BALANCE DER CHAKREN«

Leg eine einfache Anordnung von Chakrasteinen dort aus, wo du dich häufig aufhältst, zum Beispiel am Schreibtisch oder im Schlafzimmer, unter dem Bett. Unter dem Bett solltest du einen schwarzen Turmalin als untersten Stein verwenden. Er sollte dort positioniert werden, wo sich im Liegen dein Wurzelchakra befindet. Die hier verwendeten Kristalle absorbieren Energieüberschüsse in den einzelnen Chakren, welche auf Süchte gewöhnlich verstärkend wirken.

FORM: eine gerade Linie

STEINE (VON UNTEN NACH OBEN):

schwarzer Turmalin (Wurzelchakra)

Karneol (Sakralchakra)

gelbes Tigerauge (Solarplexuschakra)

Malachit (Herzchakra)

Sodalith (Halschakra)

Lapislazuli (Stirnchakra)

Howlith (Kronenchakra)

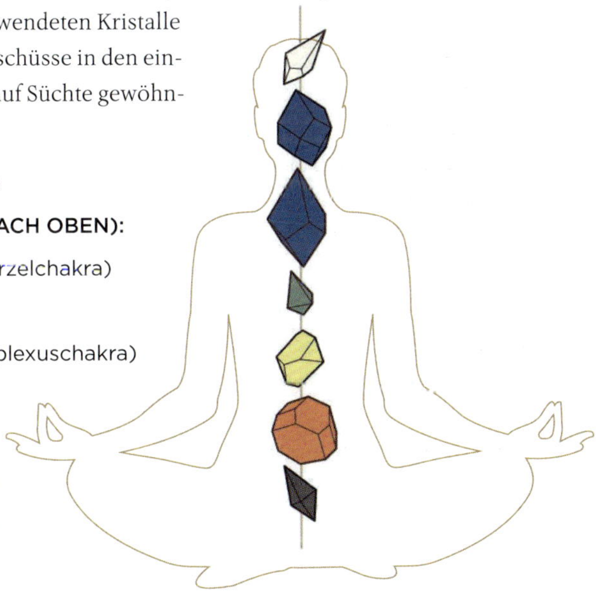

TRAUER

Trauer ist die natürliche emotionale Reaktion auf einen Verlust. Es ist wichtig, dass du sie zulässt, weil sie sonst nicht vorübergeht. Steckst du jedoch in deiner Trauer fest, wird es schwierig, Freude oder Dankbarkeit zu empfinden. Die Arbeit mit Kristallen kann dir helfen, auf gesunde Weise durch die Trauer hindurchzugehen. Sie kann Blockaden beseitigen, die dieses Weitergehen verhindern.

MANTRA

Ich trete ein in die Liebe, um meinen Schmerz zu heilen.

EMPFEHLUNG 1: APACHENTRÄNEN

Apachentränen (Rauchobsidian) sind wunderbar geeignet, um Trauer zu verarbeiten. Sie stellen die Trauer nicht ab, aber sie tragen dazu bei, dass man gesund daraus hervorgeht.

Leg dir Apachentränen auf deinen Nachttisch oder trage sie mit dir, wenn du Trauer empfindest.

EMPFEHLUNG 2: RUBIN

Der Rubin heilt dein Herz, wenn es tief verletzt ist.

Setze oder leg dich so hin, dass du den Rubin auf deinem Herzchakra spürst.

Wiederhole das Mantra und stell dir vor, wie das Licht des Rubins in deinen Körper eindringt, dich ganz erfüllt und deine Trauer mit sich fortträgt.

EMPFEHLUNG 3: CRYSTAL GRID »TRAUER«

Dieses Crystal Grid steht für die verschiedenen Stadien der Trauer. Am besten legst du es unter deinem Bett aus oder an einem anderen Ort, an dem du viel Zeit verbringst. Leg die Heilsteine in einer Spirale aus, beginnend mit einer Apachenträne im Zentrum. Danach folgen: Hämatit (für Wut), Regenbogenfluorit (für das Nicht-Wahrhaben-Wollen deiner Empfindungen), blauer Kyanit (für das Verhandeln mit der Trauer), Rauchquarz (für Depression) und Amethyst (für Akzeptanz). Da diese nach außen drehende Spirale einzigartig ist, gibt es eigentlich keinen Zentrums- bzw. keine Randsteine. Jeder einzelne Stein unterstützt eine andere Phase der Trauer.

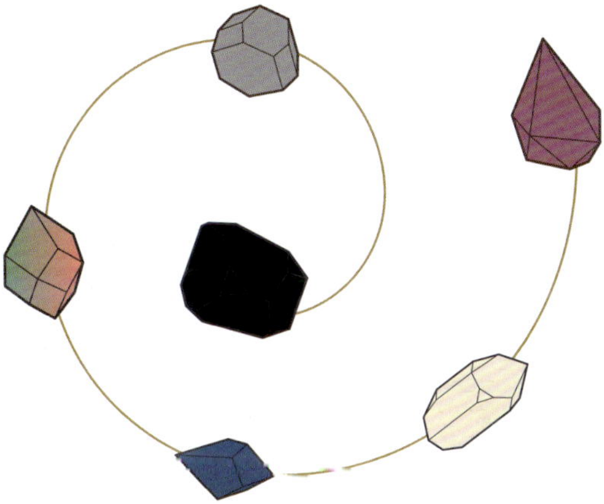

VERGEBUNG

Vergebung wird von vielen Menschen ganz falsch verstanden. Man denkt häufig, dass es darum geht, einen Menschen, der uns geschadet hat, davonkommen zu lassen. Aber das ist nicht der Fall. Vergebung heißt, dass du den Schmerz nicht mehr mit dir herumträgst, den der andere dir zugefügt hat – oder du dir selbst. Letztlich ist Vergebung ein Akt der Selbstliebe.

MANTRA

Ich lasse den Schmerz der Vergangenheit los und gehe vorwärts in Liebe.

EMPFEHLUNG 1: RHODOCHROSIT

Der Rhodochrosit ist ein schöner, tief rosafarbener Stein, der uns unterstützt zu vergeben.

Setze oder lege dich bequem hin und halte den Rhodochrosit mit beiden Händen über dein Herz.

Wiederhole das Mantra so lange, bis du inneren Frieden verspürst.

EMPFEHLUNG 2: APACHENTRÄNEN

Apachentränen (Rauchobsidian) helfen dir, schwierige Gefühle zu überwinden. Das ist vor allem dann wichtig, wenn du negative Gefühle ablegen willst, um endlich weitergehen zu können.

Halte einen Rauchobsidian in deiner dominanten Hand und stell dir deine verletzten Gefühle als dunklen Schatten vor, der durch deinen Arm in die Hand und dann in den Stein fließt.

Wenn du dich gereinigt fühlst, stell dir den Menschen vor, dem du vergeben musst, und sage: »Ich lasse dich los. Ich vergebe dir.«

Wiederhole dies so oft, wie du es für nötig hältst.

EMPFEHLUNG 3: CRYSTAL GRID & MEDITATION »VERGEBUNG«

Leg das Crystal Grid von Seite 55 an einem Ort aus, wo du dich zum Meditieren niederlassen kannst. Setze oder leg dich in die Nähe des Grids und stell dir den Menschen vor, dem du vergeben möchtest. Visualisiere die Verbindung zu diesem Menschen als Bande, die euch aneinander fesseln. Wiederhole nun das Mantra oder sage ganz einfach: »Ich lasse dich los.« Sobald die Bande abfallen oder durchtrennt werden, stell dir vor, wie den Menschen, mit dem du derart verbunden warst, weißes Licht umgibt.

VERTRAUEN

Vertrauen kann nur dann entstehen, wenn du dich sicher und geborgen fühlst. Viele Menschen, die in der Kindheit mit emotionalen, körperlichen oder geistigen Traumata zu kämpfen hatten (was auch auf leichte Traumata zutrifft und damit jeden von uns betrifft), haben Probleme mit Vertrauen, weil sie eine ihrer Erfahrungen so interpretiert haben, dass sie sich nicht mehr sicher fühlten. Wenn du also Vertrauen aufbauen willst, musst du daran arbeiten, dich wieder sicher und geborgen zu fühlen.

MANTRA

Ich vertraue auf die wohlwollende Haltung des Universums. Ich bin sicher.

EMPFEHLUNG 1: GRANAT

Sicherheit und Geborgenheit haben mit dem Wurzelchakra zu tun. Hast du in diesem Chakra Probleme, musst du seine Energien ausgleichen. Dann wirst du dich wieder sicher genug fühlen können, um zu vertrauen.

Setze oder leg dich bequem hin und platziere den Granat auf deinem Wurzelchakra.

Schließe die Augen, wenn du dich dabei gut fühlst.

Atme tief ein und wiederhole im Ausatmen das Mantra.

EMPFEHLUNG 2: KARNEOL

Was aber, wenn du das Gefühl hast, dir selbst nicht vertrauen zu können? Viele von uns brechen ja eher die Versprechen, die sie sich selbst geben, als die, die sie anderen Menschen geben. Das kann dazu führen, dass wir uns selbst nicht mehr über den Weg trauen. Mangelnde Integrität (vor allem sich selbst gegenüber) ist ein Problem des Sakralchakras. Der Karneol ist ein großartiger Stein, um dieses Chakra auszugleichen.

Leg dich bequem hin und platziere einen Karneol auf deinem Sakralchakra.

Wiederhole dabei dieses Mantra: »Ich vertraue mir selbst, weil ich mir gegenüber immer Wort halte.«

EMPFEHLUNG 3: AMETHYST

Andere Menschen haben das Gefühl, dem Schicksal bzw. dem Universum nicht vertrauen zu können. Sie stehen dem Leben misstrauisch gegenüber und fühlen sich unsicher. Der Amethyst hilft dir, dich mit deiner göttlichen Führung zu verbinden. Wenn du ihr folgst, wird das gute Resultate hervorbringen. Von da an wird es dir leichter fallen, dem Universum zu vertrauen.

Leg den Amethyst auf dein Stirnchakra (drittes Auge).

Meditiere und wiederhole das Mantra.

WOHLSTAND

Für viele Menschen ist Wohlstand gleichbedeutend mit Kampf – meist, weil der Glaube an sein Gegenteil, den Mangel, in unserer Gesellschaft so verbreitet ist. Der entscheidende Punkt beim Wohlstand ist der Glaube, dass genug für alle da ist und dass du anderen deshalb nichts wegnehmen musst. Die meisten Leute denken, Wohlstand habe mit Geldwerten zu tun. In Wirklichkeit geht es darum, die Dinge zu haben, die man am meisten schätzt, zum Beispiel Liebe, Mitgefühl, Freude, Freundschaft, Gesundheit und Geld.

MANTRA

Ich danke für meinen Wohlstand.

EMPFEHLUNG 1: CITRIN

Der Citrin ist der bei Weitem bekannteste Wohlstandsstein. Ich arbeite gern nach Feng-Shui-Grundsätzen mit ihm. (Feng-Shui ist ein chinesisches System, wie man Räume gestaltet, um den Energiefluss zu verbessern.) Jeder Raum in deinem Haus hat eine Wohlstandsecke. Das gilt auch für das Haus als Ganzes. Du findest diese Wohlstandsecke, wenn du dich an der Eingangstür (zum Zimmer bzw. zur Wohnung) befindest und in den Raum schaust. Die linke hintere Ecke ist die Wohlstandsecke. Wenn du einen Kompass besitzt: Es ist vom Eingang aus gesehen die südwestliche Ecke jedes Raums bzw. des ganzen Hauses. Mit diesen Methoden findest du die richtige Ecke.

Bevor du die Citrine verteilst, lade sie auf, indem du sie in der dominanten Hand hältst und das Mantra sprichst.

Dann leg die Citrinstücke in die Wohlstandsecken jedes einzelnen Raumes, aber auch in die des ganzen Hauses bzw. der ganzen Wohnung.

EMPFEHLUNG 2: AVENTURIN

Der grüne Aventurin zieht Wohlstand magisch an.

Nimm einen grünen Aventurin in deine nichtdominante Hand und stelle dir vor, dass du ein Magnet bist, der Wohlstand anzieht.

Wiederhole das Mantra für fünf bis zehn Minuten.

EMPFEHLUNG 3: CRYSTAL GRID »WOHLSTAND«

Leg dir ein Kristallmuster für dein ganz persönliches Vermögen. Platziere es in einer der Wohlstandsecken, wie unter »Empfehlung 1« beschrieben.

FORM: *Vesica piscis* (Schöpfung; zwei sich überschneidende Kreise, der Zentrumsstein liegt in der Schnittfläche)

ZENTRUMSSTEIN: Citrin (Wohlstand)

ABSICHTSSTEINE: Türkis (Glück und Wohlstand)

RANDSTEINE: Bergkristall (verstärkt)

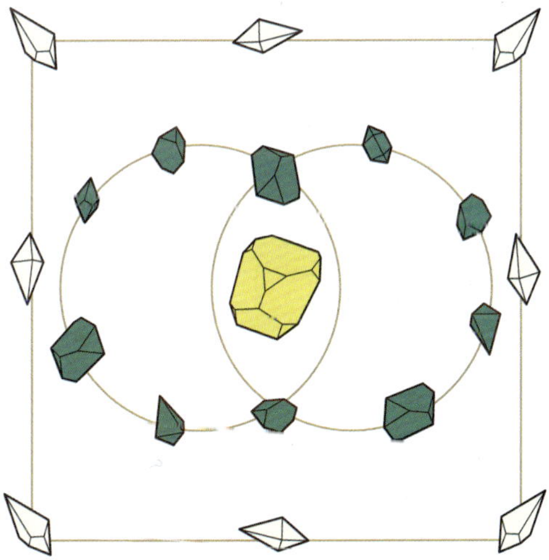

WUT

Von Zeit zu Zeit geraten wir alle mal in Wut. Meiner Ansicht nach ist der beste Weg für den Umgang mit Ärger, uns selbst zu erlauben, diese Wut auch zu spüren. Wenn du nicht versuchst, sie zu unterdrücken, vergeht sie schneller wieder. Frisst sich die Wut aber fest oder hast du Probleme, weil du zu schnell aufbraust oder deinen Ärger zu lange unterdrückt hast, sodass er sich in Frustration und Groll niederschlägt, dann kann die Arbeit mit Heilsteinen dir helfen.

MANTRA

Ich kontrolliere meine Wut durch ruhigen und positiven Selbstausdruck.

EMPFEHLUNG 1: MALACHIT

Wut ist häufig eine Frage des Herzens. Es handelt sich um überschüssige Energie, die auch noch zu exzessiv ausgedrückt wird. Sie muss also absorbiert werden. Daher brauchen wir dazu einen dunklen Kristall, der die Energie aufnehmen kann, die du abgeben willst. Das tiefe Grün des Malachits wirkt ausgleichend auf das Herzchakra und nimmt ihm ein Zuviel an Energie ab. Nachdem mein Mann einen Herzanfall hatte, ließ ich ihm eine lange Kette machen, an deren Ende ein Malachit direkt über dem Herzen baumelte. Ebendas möchte ich dir auch empfehlen. Da Wut und Ärger sich häufig im Herzen breitmachen und sein energetisches Gleichgewicht stören, ist der Malachit auf Höhe des Herzchakras für diese Problematik besonders gut geeignet.

Besorge dir einen Malachit mit einem Aufhänger bzw. in Donutform und befestige ihn an einer Kette oder Schnur, sodass er direkt über deinem Herzen hängt. Trage diese Kette den ganzen Tag.

Reinige den Malachit täglich.

Wenn du spürst, wie du wütend wirst, und merkst, dass deine Wut nicht vergeht, leg deine dominante Hand über den Stein und schließ die Augen (wenn sich das für dich gut anfühlt). Dann wiederholst du das Mantra.

EMPFEHLUNG 2: ROTER UND SCHWARZER JASPIS

Für Wut, die aus Angst entsteht (was gar nicht mal so selten ist, denn Wut ist eine Verteidigungshaltung), brauchst du einen undurchsichtigen schwarzen oder roten Stein. Daher empfehle ich dir hier einen roten oder schwarzen Jaspis, den du in der Hosentasche trägst. Wenn der Ärger dich überkommt und nicht weggehen will, dann frage dich, ob dahinter nicht Angst steht.

Halte den Jaspis in deiner dominanten Hand und achte darauf, dass deine Fußsohlen ganz auf dem Boden aufliegen.

Stell dir deinen Ärger als dunkelrote Wolke vor, die durch deine Beine in die Erde abfließt, die ihn neutralisiert.

Auch hier kannst du das Mantra verwenden.

EMPFEHLUNG 3: CRYSTAL GRID »ÄRGER«

Ich empfehle hier ein einfaches Kreismuster. Der Kreis steht für Einheit und Geeintsein. Die Steine im Kreis haben zwei Aufgaben: den Ärger zu absorbieren und dein Mitgefühl zu verstärken. Leg die Heilsteine dort aus, wo du dich am häufigsten aufhältst. Reinige sie alle paar Tage, vor allem den Stein im Zentrum. Welche Form die einzelnen Steine haben, ist hier nicht von Belang.

FORM: Kreis

ZENTRUMSSTEIN: Malachit (absorbiert Ärger)

ABSICHTSSTEINE/RANDSTEINE: Rosenquarz (verstärkt Mitgefühl)

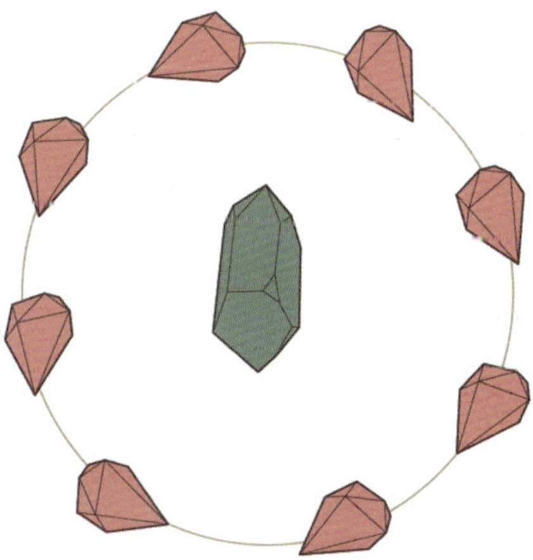

ZURÜCKWEISUNG

Zurückgewiesen zu werden ist eine schmerzliche Erfahrung, ob nun in einer persönlichen Beziehung oder bei einer anderen Gelegenheit, zum Beispiel bei einer Bewerbung um eine Arbeitsstelle. Wann immer du auf etwas oder jemanden zugehst, riskierst du, zurückgewiesen zu werden. Das passiert nun mal im Leben und es entzieht sich deiner Kontrolle. Doch es gibt auch hier etwas, was du kontrollieren kannst: deine Reaktion auf eine Zurückweisung. Oder deine Angst vor Ablehnung, die dich abhält, etwas Neues zu versuchen.

MANTRA

Selbst wenn ich Angst habe, gehe ich jene Risiken ein, die meinem höchsten und größten Guten dienen.

EMPFEHLUNG 1: ROSENQUARZ

Zurückweisung tut weh, wenn wir sie uns zu Herzen nehmen. Wir haben keine Kontrolle darüber, ob andere Leute uns mögen oder sich für uns entscheiden. Aber das lindert den Schmerz ja nicht. Wenn du diesen Schmerz heilen willst, musst du dich auf die Liebe zu dir selbst konzentrieren – und dafür ist der Rosenquarz der ideale Stein.

Wenn dich der Stachel der Zurückweisung quält, trage Rosenquarz als Schmuck.

Stell dir vor, wie von ihm bedingungslose Liebe ausgeht und deinen ganzen Körper durchströmt.

EMPFEHLUNG 2: HÄMATIT

Die Angst vor Zurückweisung muss überwunden werden wie jede Angst. Ängste nehmen ihren Ausgang im Wurzelchakra, das mit Sicherheit und Geborgenheit zu tun hat.

Halte während der Meditation einen Hämatit in deiner nichtdominanten Hand.

Sprich das Mantra und visualisiere deine Angst vor Zurückweisung als schwarze Wolke, die sich von deinem Körper löst und in den Hämatit eingeht.

Reinige den Stein nach der Meditation.

EMPFEHLUNG 3: GELBES TIGERAUGE

Zurückweisung trifft uns im Solarplexus, wo unsere Selbstachtung und unser Selbstwertgefühl zu Hause sind. Wenn wir dieses Energiezentrum stärken, können wir den Schmerz früherer Zurückweisungen überwinden. So werden wir auch immun gegen künftige Ablehnung. Mit einem starken Selbstwertgefühl nimmst du es weniger tragisch, wenn jemand dich abweist.

Leg dich bequem auf den Rücken und platziere das gelbe Tigerauge auf deinem Solarplexuschakra.

Visualisiere, wie die Energie durch dich hindurchfließt und dein Selbstwertgefühl stärkt.

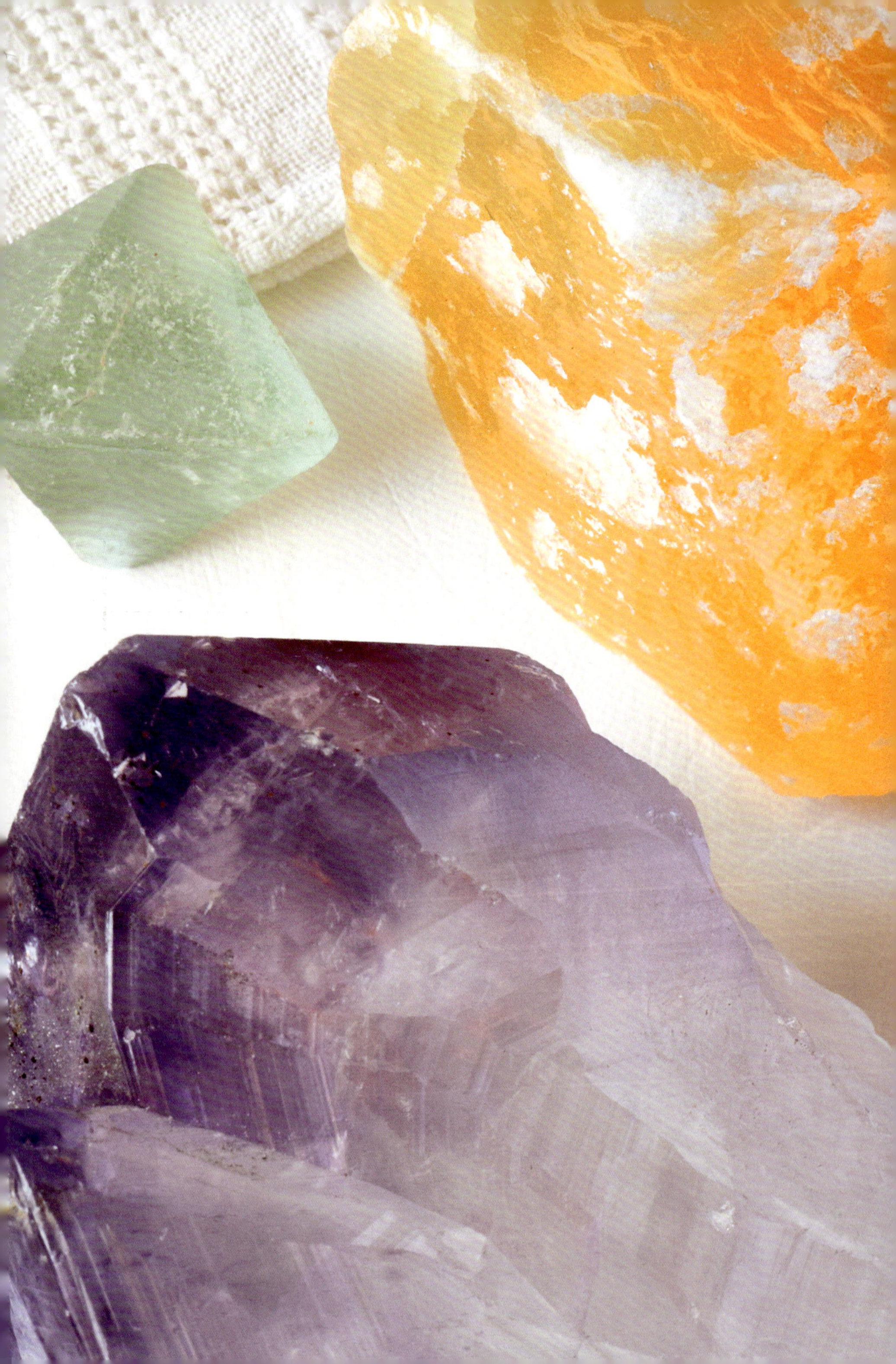

Karen Frazier

Heilsteine für Einsteiger

Die Kraft der Steine und Kristalle
für mehr Energie, Ausgeglichenheit,
Schutz und Kreativität nutzen

mvgverlag

Bibliografische Information der Deutschen Nationalbibliothek
Die Deutsche Nationalbibliothek verzeichnet diese Publikation in der Deutschen Nationalbibliografie. Detaillierte bibliografische Daten sind im Internet über http://dnb.d-nb.de abrufbar.

Für Fragen und Anregungen
info@mvg-verlag.de

Wichtiger Hinweis
Dieses Buch ist für Lernzwecke gedacht. Es stellt keinen Ersatz für eine individuelle medizinische Beratung und sollte auch nicht als solcher benutzt werden. Wenn Sie medizinischen Rat einholen wollen, konsultieren Sie bitte einen qualifizierten Arzt. Der Verlag und der Autor haften für keine nachteiligen Auswirkungen, die in einem direkten oder indirekten Zusammenhang mit den Informationen stehen, die in diesem Buch enthalten sind.

Ausschließlich zum Zweck der besseren Lesbarkeit wurde auf eine genderspezifische Schreibweise sowie eine Mehrfachbezeichnung verzichtet. Alle personenbezogenen Bezeichnungen sind somit geschlechtsneutral zu verstehen.

2. Auflage 2022

Türkenstraße 89
80799 München
Tel.: 089 651285-0
Fax: 089 652096

Übersetzung: Elisabeth Liebl
Redaktion: Barbara Allgeier
Umschlaggestaltung: Pamela Machleidt
Umschlagabbildung: shutterstock/Snowbelle, shutterstock/chinasong
Fotos: Lucia Loiso
Illustrationen: Megan Daily
Satz: Achim Münster, Overath
Druck: Interpress Kft., Ungarn
Printed in the EU

ISBN Print 978-3-7474-0288-7
ISBN E-Book (PDF) 978-3-96121-647-5
ISBN E-Book (EPUB, Mobi) 978-3-96121-648-2

Für Jim

INHALT

KAPITEL 6 40 Heilsteine, die du kennen solltest 87

TEIL 3 Wie du dein Leben mit Heilsteinen verbesserst

KAPITEL 7 Heilsteine für bestimmte Probleme 131

Wie du Heilsteine anhand der Farbe bestimmen kannst 183

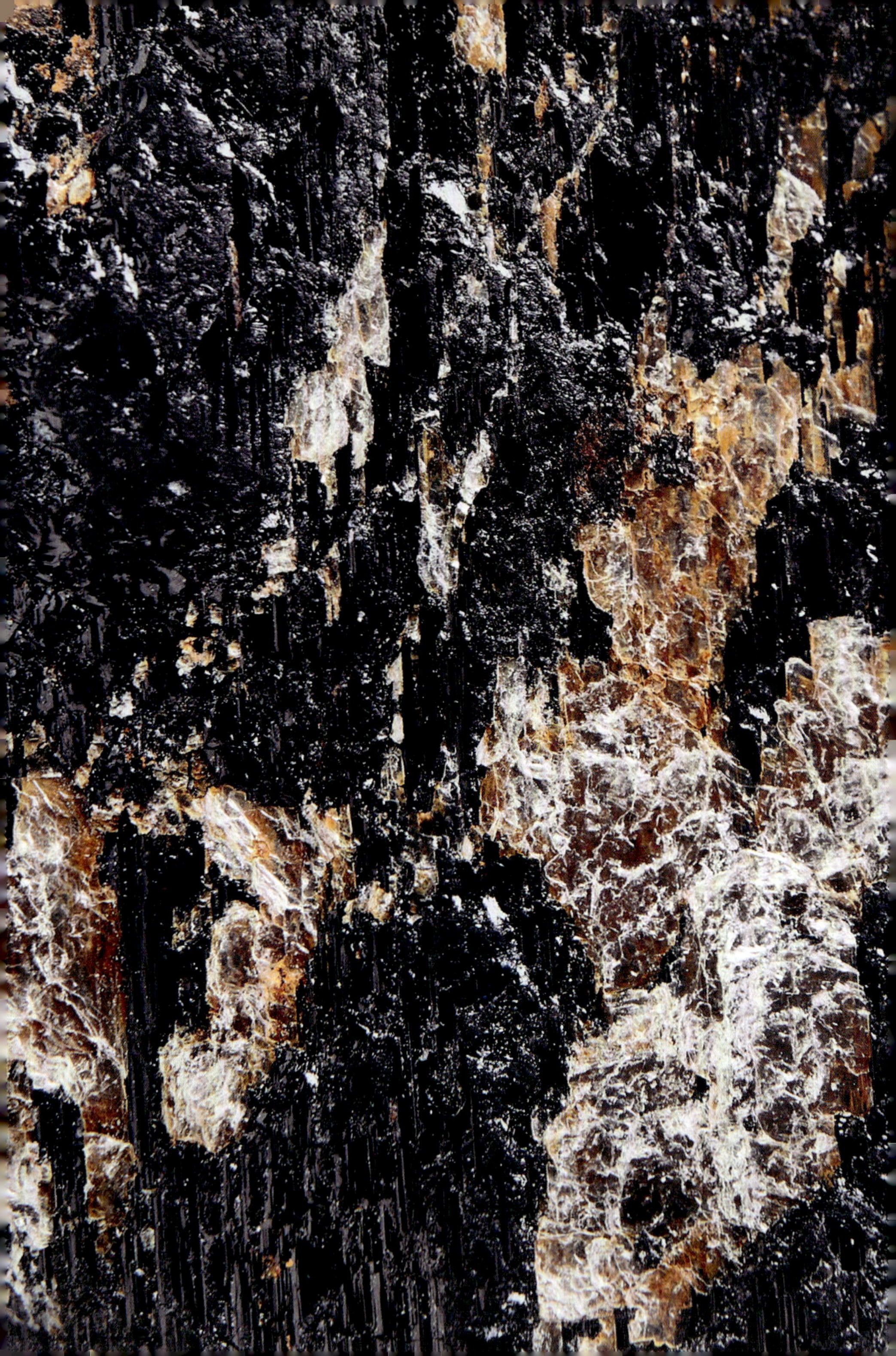

EINFÜHRUNG

Wir leben in einer modernen Welt, die Körper, Geist und Seele unglaublich fordert. Nahezu alles, womit wir uns Tag für Tag befassen – von der Nahrung, die wir zu uns nehmen, über die Politik bis hin zu Arbeitsleben und Freizeit –, bringt uns aus dem Gleichgewicht. Doch wenn wir unser Selbst tatsächlich ausdrücken wollen, brauchen wir dieses Gleichgewicht.

Vor einigen Jahren hatte ich einen ziemlich stressigen Job. Ich arbeitete für ein Unternehmen, das sich kein bisschen um seine Mitarbeiter scherte. Ich hatte einen schier endlosen Weg zur Arbeit, einen extrem aktiven Sohn und einen Mann, der in der Arbeit noch mehr Stress hatte als ich. Da unser Leben also entsprechend hektisch war, opferte ich alles, was ich eigentlich hätte tun »sollen«: mich gesund ernähren, regelmäßig Sport treiben und schöne Dinge tun, die mich von diesem Schnellzug herunterholten und ausgleichend auf mich wirkten.

Da ich permanent unter Stress stand, machte ich überall im Leben Abstriche. Meine Gesundheit litt. Ich hatte mit chronischen Schmerzen zu kämpfen. In meiner Beziehung zu meinem Mann fehlte es an ebenjener emotionalen Nähe, die wir einst gehabt hatten. Ich war unglücklich, denn ich hatte das Gefühl, in einem hyperaktiven, freudlosen Dasein festzusitzen.

Dann kam jener Samstag, an dem ich tatsächlich einmal nichts zu tun hatte. Ich beschloss, ein wenig in meinem Viertel herumzufahren. Schließlich hielt ich ungefähr 30 Fahrminuten von meinem Haus entfernt vor einem großen Laden an, in dem es Edel- bzw. Halbedelsteine gab. Mich interessierten vor allem die zu runden Perlen geschliffenen Halbedelsteine. Ich kaufte die unterschiedlichsten Perlen und alles andere, was nötig war, um daraus eine Kette zu basteln, obwohl ich das vorher noch nie probiert hatte.

Später fädelte ich die Perlen an einem Draht auf, eine tiefe innere Ruhe stieg in mir auf. Mein Geist, der gewöhnlich hyperaktiv, aber nicht besonders klar war, fühlte sich unglaublich fokussiert an. Ich nahm Verbindung zu Teilen meines Selbst auf, die ich längst vergessen hatte. Ich spürte Freude aufsteigen. Die Arbeit mit den Edelsteinperlen versetzte mich in einen angenehmen, meditativen Zustand, den ich lange nicht mehr erlebt hatte. Ich fing an, mir darüber Gedanken zu machen.

Kristalle – Edel- und Halbedelsteine – interessierten mich seit jeher. Mit Mitte 30 hatte ich sogar eine besonders heilsame Erfahrung mit Steinen gehabt. Danach aber waren sie in meinem Leben in den Hintergrund gerückt. Ich hatte jahrelang nicht mehr mit Steinen gearbeitet. Die Arbeit an der Kette eröffnete mir wieder Zugang zu den positiven Erfahrungen, die ich mit den Kristallen gemacht hatte. Plötzlich schien sich ein neuer Weg vor mir aufzutun.

Seitdem habe ich angefangen, Heilsteine zu sammeln und mit ihnen zu arbeiten. Sie leben überall in meinem Haus und ich nutze sie für meinen persönliche Heilungsweg, aber auch für Menschen, die bei mir energetische Heilung suchen. Sie sind so wichtig für mich geworden, dass ich darüber ein Buch geschrieben habe: *Heilsteine für Einsteiger*. Dieses Buch ist ein umfassender Heilsteinführer, doch ich habe in den letzten Jahren immer wieder festgestellt, dass Menschen, die gerade anfangen, mit Steinen zu arbeiten, eine Einführung in die Arbeit mit Steinen brauchen. Deshalb habe ich dieses Buch geschrieben. Es soll dir die grundlegenden Informationen an die Hand geben, die du brauchst, um die Steine praktisch anzuwenden. Dann wirst du schnell merken, welch unglaubliche Kräfte diese funkelnden Erdelemente entfalten können.

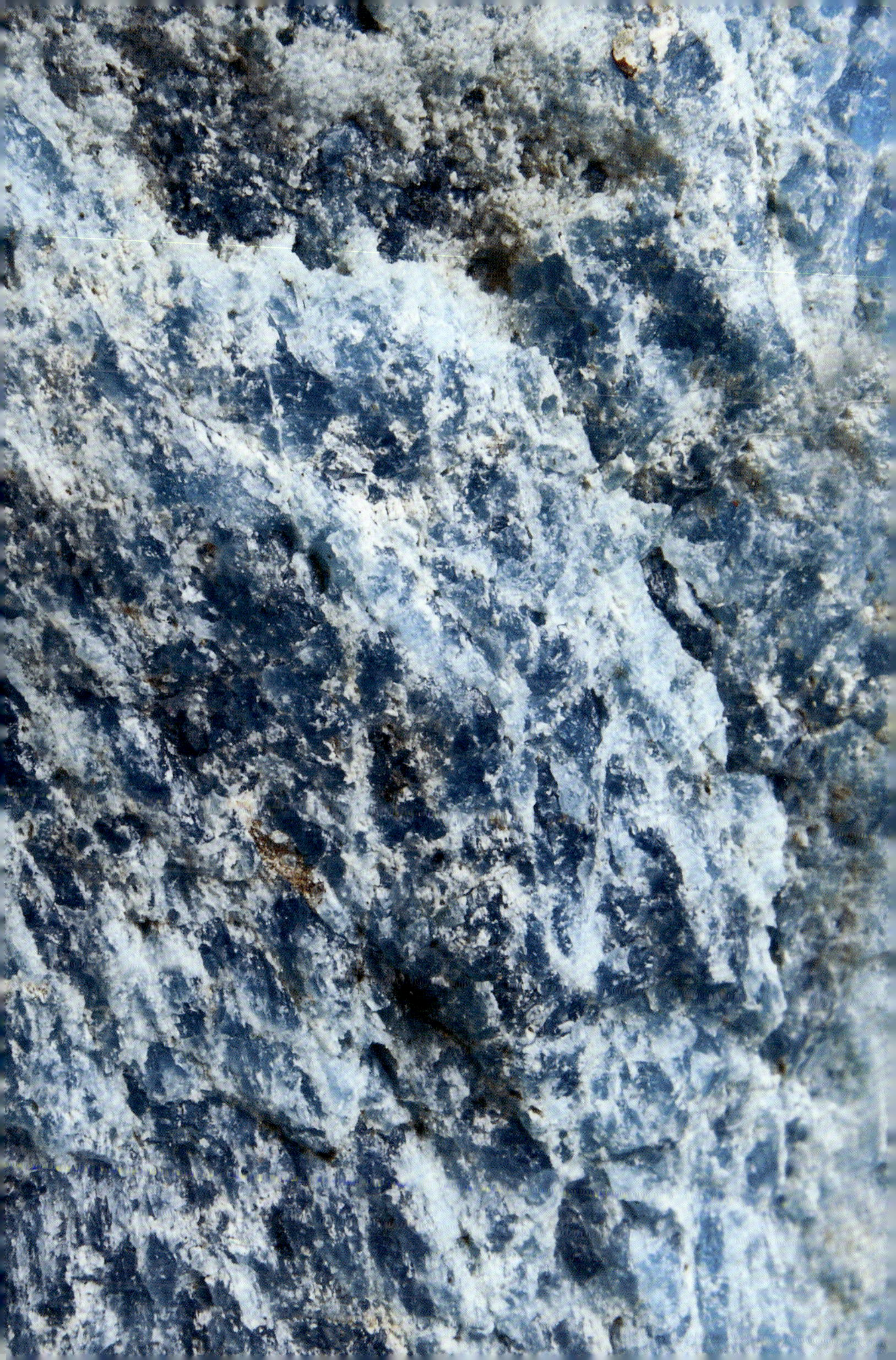

TEIL 1

Wie du Heilsteine anhand der Farbe bestimmen kannst

SCHWARZ			
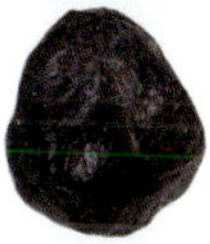	APACHEN-TRÄNEN	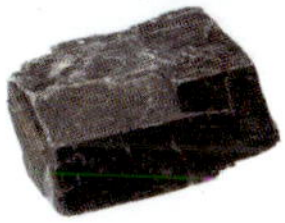	SCHWARZER CALCIT
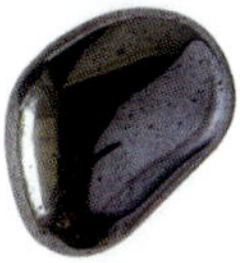	HÄMATIT	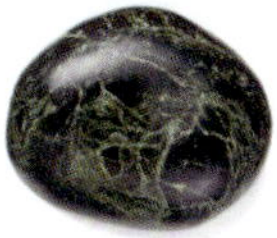	SCHWARZE JADE
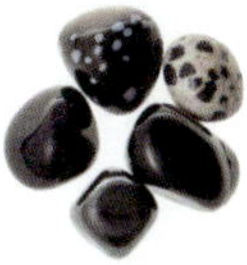	SCHWARZER JASPIS	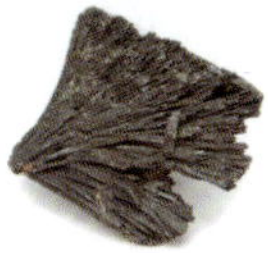	SCHWARZER KYANIT (DISTHEN)
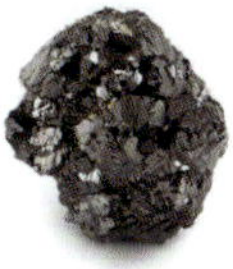	MAGNETIT	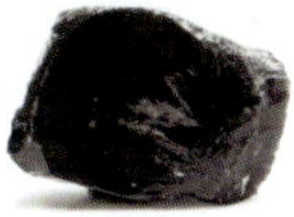	OBSIDIAN
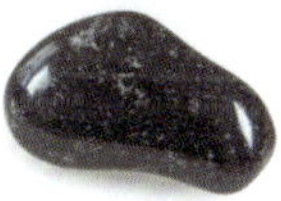	ONYX	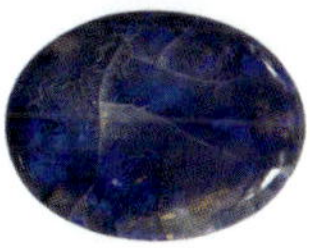	SCHWARZER OPAL
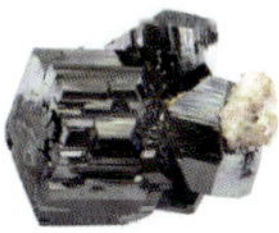	SCHWARZER TURMALIN		

BLAU

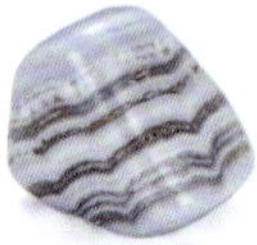	BLAUER ACHAT	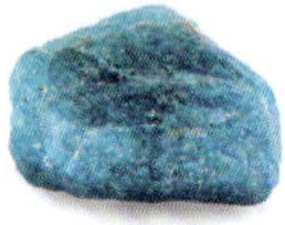	BLAUER APATIT
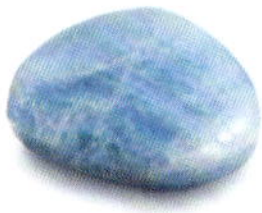	AQUAMARIN	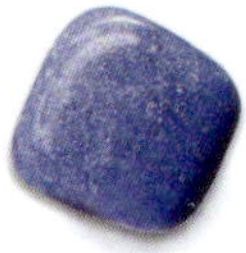	BLAUER AVENTURIN
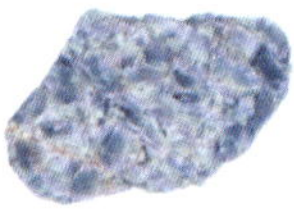	BLAUER CALCIT	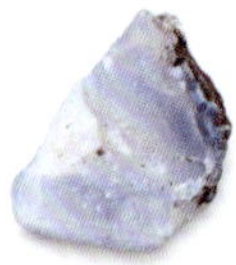	BLAUER CHALZEDON
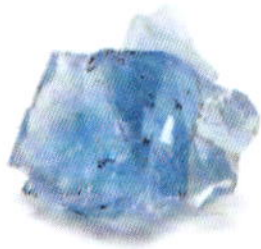	BLAUER FLUORIT	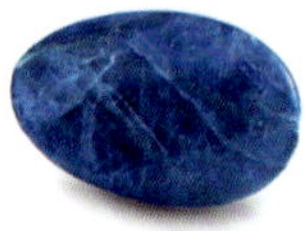	BLAUER KYANIT (DISTHEN)
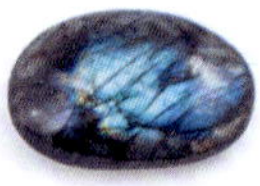	LABRADORIT	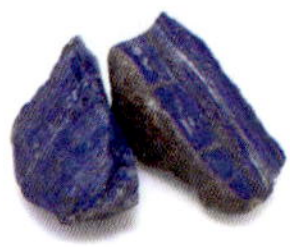	LAPISLAZULI
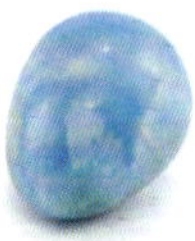	LARIMAR	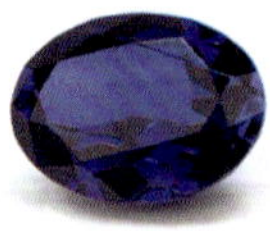	SAPHIR
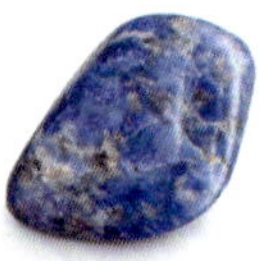	SODALITH	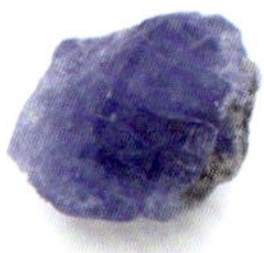	TANSANIT
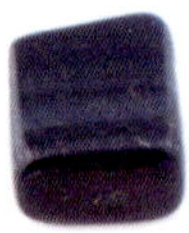	FALKENAUGE	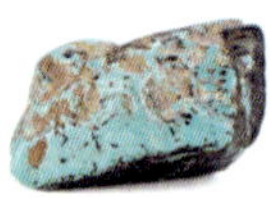	TÜRKIS

BRAUN

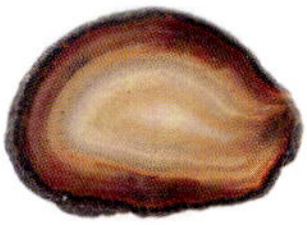	BRAUNER ACHAT	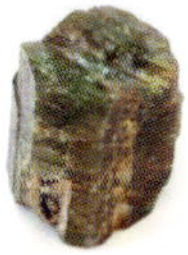	BRAUNER APATIT
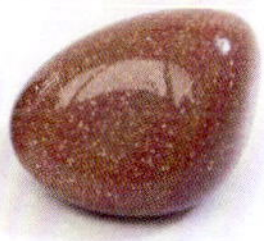	ORANGER AVENTURIN	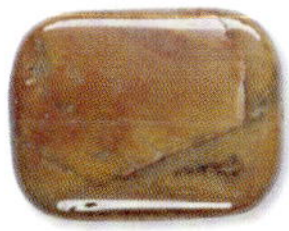	JASPIS

GRAU

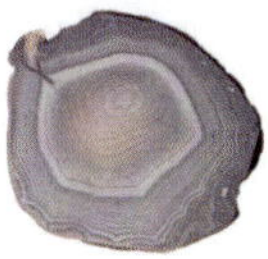	SCHWARZER ODER GRAUER ACHAT	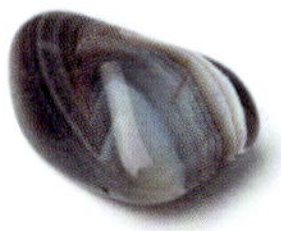	BOTSWANA-ACHAT
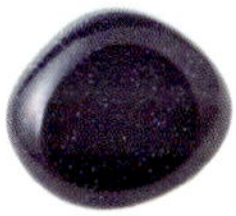	GRAUER AVENTURIN	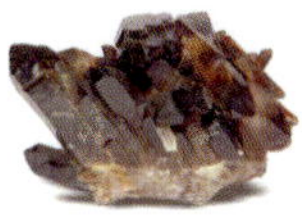	RAUCHQUARZ

GRÜN			
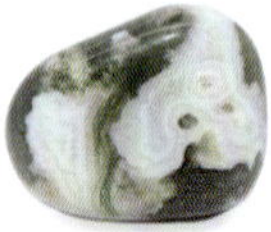	MOOSACHAT	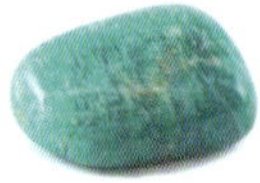	AMAZONIT
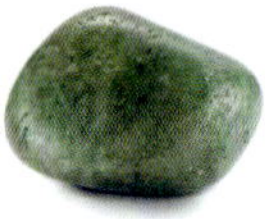	GRÜNER AVENTURIN	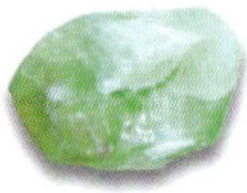	GRÜNER CALCIT
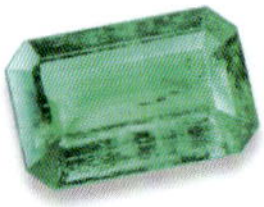	SMARAGD	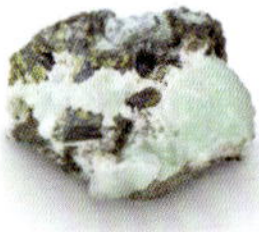	EPIDOT
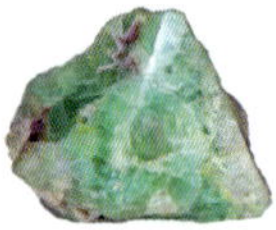	GRÜNER FLUORIT	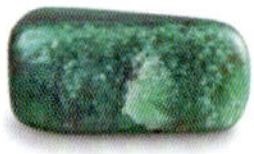	FUCHSIT
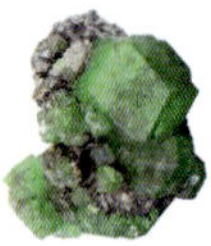	TSAVORITH	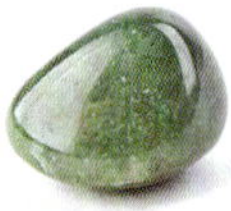	GRÜNE JADE
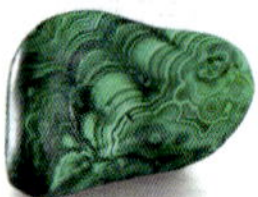	MALACHIT	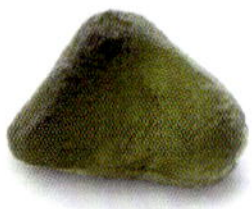	MOLDAWIT
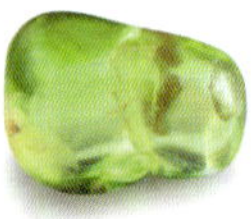	PERIDOT	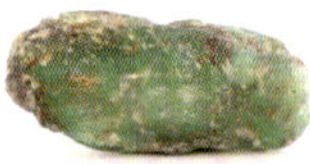	GRÜNER TURMALIN

ORANGE

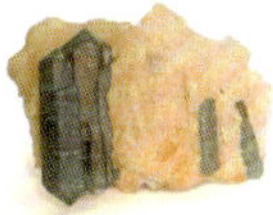	ORANGER APATIT	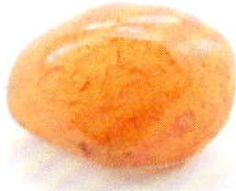	ORANGER AVENTURIN
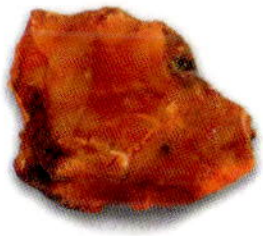	KARNEOL	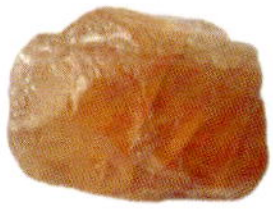	SPESSARTIN
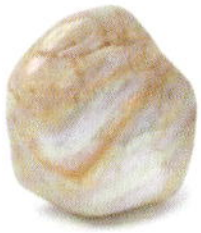	PFIRSICH-MONDSTEIN	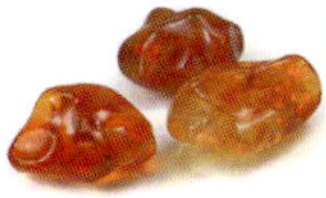	FEUEROPAL
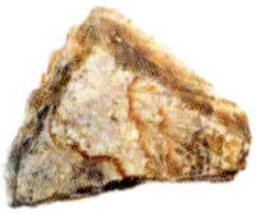	PADPARAJA-SAPHIR		

MEHRFARBIG

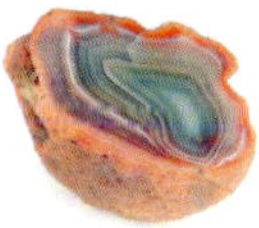	BÄNDERACHAT	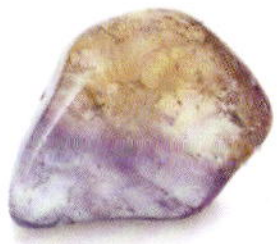	AMETRIN
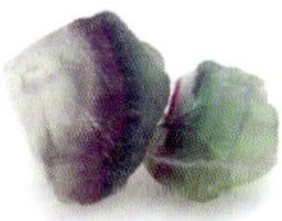	REGEN-BOGENFLUORIT	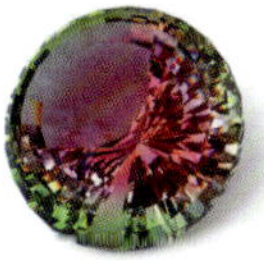	WASSER-MELONEN-TURMALIN

ROSA

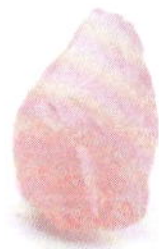	ROSA APATIT	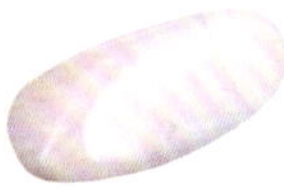	ROSA CALCIT
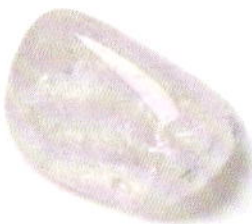	ROSA DANBURIT	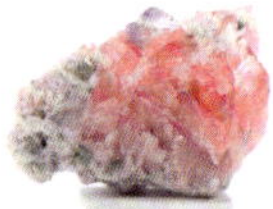	ROSA FLUORIT
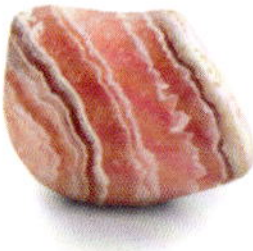	RHODOCHROSIT	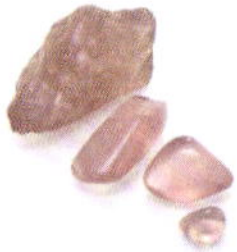	ROSENQUARZ
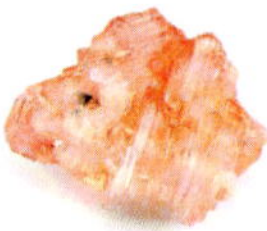	ROSA TURMALIN		

VIOLETT

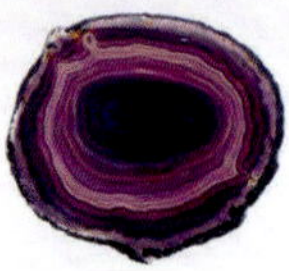	VIOLETTER ACHAT	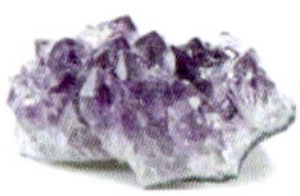	AMETHYST
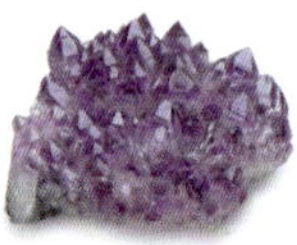	VIOLETTER CALCIT	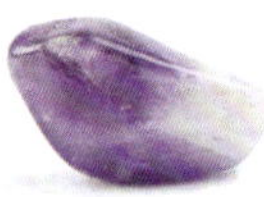	VIOLETTER FLUORIT
	LAVENDEL-JADE		

ROT			
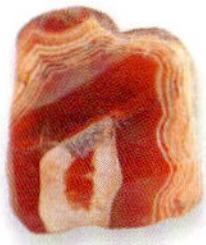	ROTER ACHAT	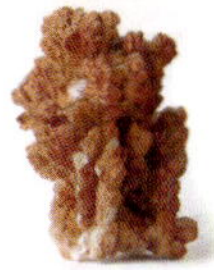	ROTER CALCIT
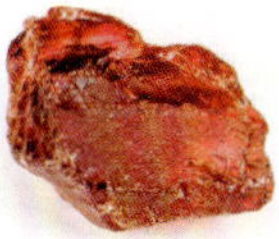	ROTER GRANAT	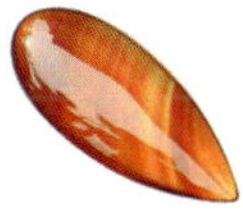	ROTE JADE
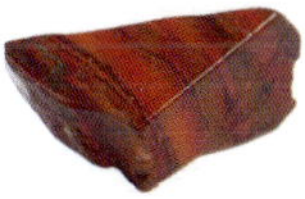	ROTER JASPIS	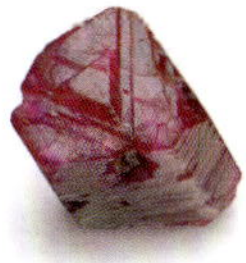	RUBIN
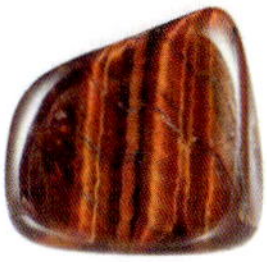	ROTES TIGERAUGE		

WEISS/FARBLOS

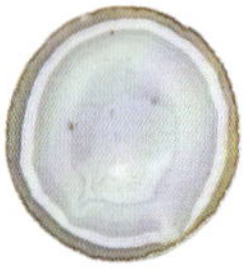	WEISSER ACHAT	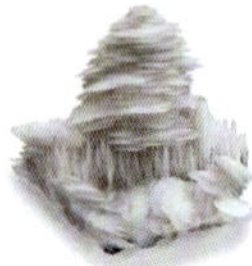	WEISSER CALCIT
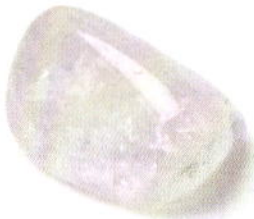	DANBURIT	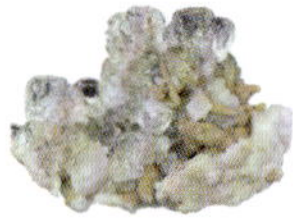	FARBLOSER FLUORIT
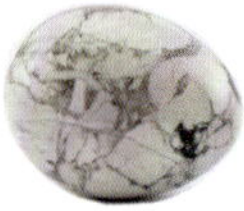	HOWLITH	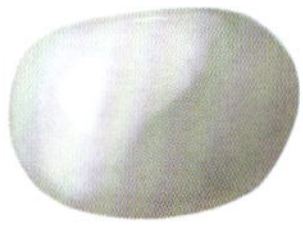	WEISSE JADE
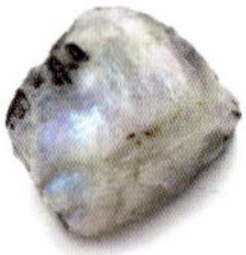	MONDSTEIN	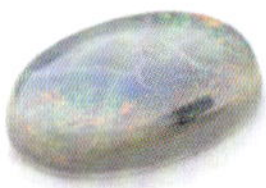	OPAL
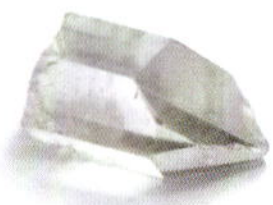	BERGKRISTALL	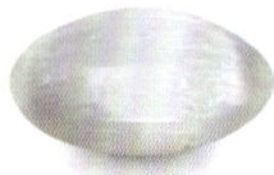	SELENIT

GELB			
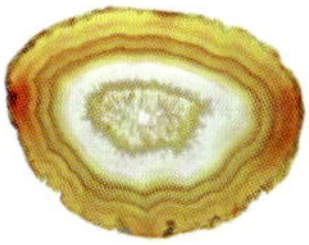	GELBER ACHAT	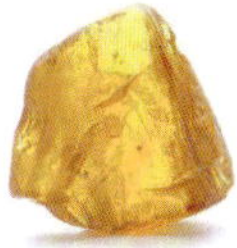	BERNSTEIN
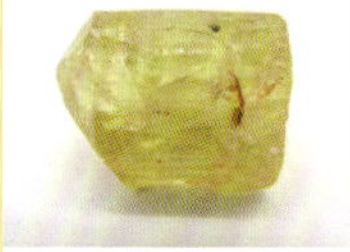	GELBER APATIT	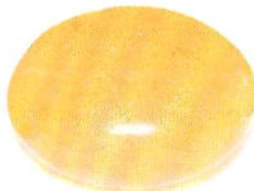	GELBER AVENTURIN
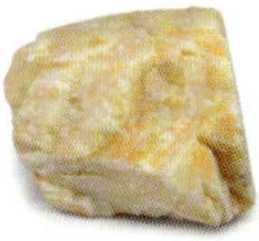	GELBER CALCIT	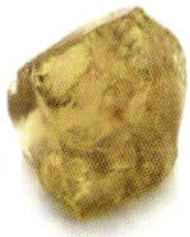	CITRIN
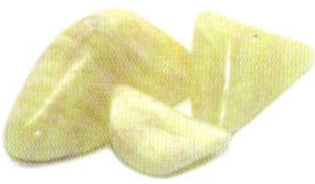	GELBER DANBURIT	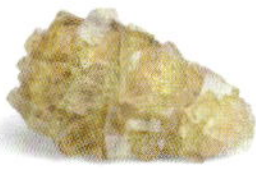	GELBER FLUORIT
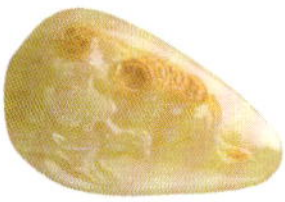	GELBE JADE	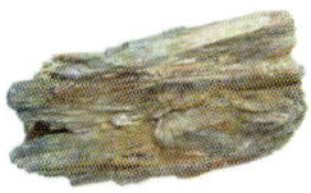	GELBER KYANIT (DISTHEN)
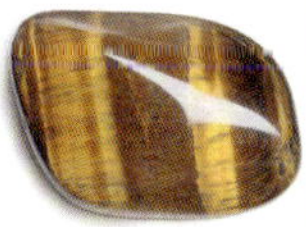	GELBES TIGERAUGE	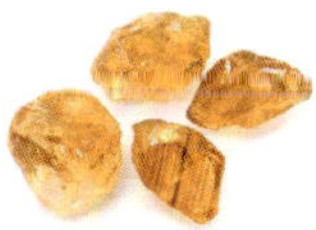	TOPAS

Glossar

AFFIRMATION Ein Satz, mit dem du eine positive Absicht ausdrückst.

AGGREGAT Verbund von mehreren Mineralarten ohne Kristallstruktur.

AUFLADEN Methode, welche deine Intention mit der Energie eines Kristalls verbindet.

AURA Energiefeld, das deinen Körper wie eine Hülle umgibt.

CHAKRA Energiezentren, welche das Physische mit dem Nichtphysischen verbinden.

CRYSTAL GRID Kristallmuster oder Steinmandala. Hierfür legt man Kristalle in Gittermuster, um ihre Wirkung durch die Kraft und Energie eines Musters aus der Heiligen Geometrie zu verstärken.

EMPFANGENDE (NICHTDOMINANTE) HAND Die Hand, mit der du Energie aufnimmst. Für gewöhnlich ist das deine nichtdominante Hand.

ENERGETISCHE RÜCKKOPPLUNG Der Effekt, dass zwei benachbarte Systeme ihre Schwingungsenergien miteinander synchronisieren.

ENERGIE Der »Stoff«, aus dem alle materiellen Objekte im Universum bestehen.

ERDEN Das Verwurzeln der eigenen Energie in der Erdenergie

GEBENDE (DOMINANTE) HAND Die Hand, die Energie vom Körper aussendet. Meist ist das deine dominante Hand.

GÖTTLICH Alles, was höheren Ebenen angehört.

HANDSCHMEICHLER Ein glatter, flacher Stein, über den man mit dem Daumen streicht.

HEXAGONAL Ein Kristallgittersystem. Hexagonale Kristalle unterstützen aus energetischer Sicht das Manifestieren von Dingen oder Erfahrungen.

HÖHERES BEWUSSTSEIN Dein höheres Selbst, der göttliche Anteil deiner selbst, deine Seele.

INTUITION Wissen, das deinem höherem Bewusstsein entstammt.

KRISTALLSYSTEM Ordnungssystem, um Kristalle nach ihrem Kristallgitter zu klassifizieren.

KUBISCH Ein Kristallgittersystem. Kubische Kristalle sind Energieverstärker.

MANTRA Jedes beliebige Wort oder Satz, das/den du beim Meditieren rezitierst, um den Geist zu sammeln.

MONOKLIN Ein Kristallgittersystem. Monokline Kristalle sind Schutzsteine.

REINIGUNG Fremde Energien von einem Kristall entfernen, sodass er wieder mit seiner eigenen Frequenz schwingen kann.

RHOMBISCH Ein Kristallgittersystem. Rhombische Kristalle reinigen, klären und lösen Blockaden.

TETRAGONAL Ein Kristallgittersystem. Tetragonale Kristalle helfen dir, deine Wünsche zu verwirklichen.

TRIKLIN Ein Kristallgittersystem. Trikline Kristalle setzen energetisch gesehen Grenzen und wehren Energien ab.

Weiterführende Lektüre

WEBSEITEN

Amazon.de Hier findest du Himalaja-Salzlampen. Einfach den Begriff ins Suchfeld eingeben.

Crystal-Cure.com Onlineshop mit Kristallprodukten und Informationen über Kristalle und ihre Eigenschaften

HealingCrystals.com Mein Lieblings-Onlineshop. Hier gibt es (in englischer Sprache) jede Menge erstklassiger Infos und ein großes Angebot an Kristallen.

Minerals.net Wissenschaftliche Mineraliendatenbank (in englischer Sprache)

Myss.com Website der Schriftstellerin Caroline Myss mit profunden Informationen zu den Chakren

BÜCHER

Mercier, Patricia: *The Chakra Bible. The Definitive Guide to Working with Chakras,* New York 2007.

Mercier, Patricia: *Das kleine Buch der Chakras: Einfache Übungen für mehr Lebensenergie, Harmonie und Gesundheit,* München 2018.

Frazier, Karen: *Crystals for Healing. The Complete Reference Guide with Over 200 Remedies for Mind, Heart & Soul*, Berkeley 2015.

Frazier, Karen: *Higher Vibes Toolbox. Vibrational Healing for an Empowered Life*, La Vergne 2017.

Dale, Cyndi, *Der Energiekörper des Menschen. Handbuch der feinstofflichen Anatomie*, München 2012.

APPS

Bowls – Tibetan Singing Bowls (Oceanhouse Media)

Crystal Guide Pocket Edition (Mark Stevens)

New Age Stones and Crystals Guide (Star 7 Engineering)

Solfeggio Sonic Meditations (Diviniti Publishing)

Quellen

»A Brief History of Crystals and Healing«, abgerufen am 13. Juni 2017, unter: *www.crystalage.com/crystal_information/crystal_history.*

»The Seven Crystal Systems«, abgerufen vom 13. Juni 2017, unter: *www.crystalage.com/crystal_information/seven_crystal_systems/.*

»Piezoelektrischer Effekt«, abgerufen am 13. Juni 2017, unter: *www.dictionary.com/browse/piezoelectric-effect.*

»How Gemstones Get Their Colors«, 11. März 2008, abgerufen am 13. Juni 2017, unter: *www.gemselect.com/other-info/about-gemstone-color.php.*

Golombek, D. A., Rosenstein, R. Ed.: »Physiology of Circadian Entrainment«, in: *Physiological Reviews* 90, Nr. 3 vom Juli 2010, S. 1063 –1102, abgerufen unter: *https://journals.physiology.org/doi/full/10.1152/physrev.00009.2009.*

Hadni, A.: »Applications of the Pyroelectric Effect«, in: *Journal of Physics E: Scientific Instruments* 14, Nr. 11 vom November 1981, S. 1233–1249, abgerufen unter: *https://iopscience.iop.org/article/10.1088/0022-3735/14/11/002/meta.*

Larson Jewelers: »What Is the Difference Between a Gemstone, Rock and Mineral?«, 17. Mai 2016, abgerufen am 13. Juni 2017, unter: *https://www.larson-jewelers.com/blog/difference-between-a-gemstone-rock-and-mineral/.*

Minerals Education Coalition: »Quartz«, abgerufen am 13. Juni 2017, unter: *https://mineralseducationcoalition.org/minerals-database/quartz/.*

»Crystal System«, auf: *Online Dictionary of Crystallography*, 7. Juni 2017, abgerufen am 13. Juni 2017, unter: *https://dictionary.iucr.org/Crystal_system.*

»Pyroelectricity«, auf: *ScienceDaily*, abgerufen am 13. Juni 2017, unter: *www.sciencedaily.com/terms/pyroelectricity.htm.*

Shea, Neil: »Cavern of Crystal Giants«, in: *National Geographic* vom November 2008, abgerufen am 13. Juni 2017, unter: *https://nationalgeographicmagazine.tumblr.com/post/2714689042/cavern-of-crystal-giants/amp*.

Starr, Michele: »Quartz Crystal Computer Rocks«, auf: CNET vom 19. Mai 2014, abgerufen am 13. Juni 2017, unter: *https://www.cnet.com/news/quartz-crystal-computer-rocks/*.

Thompson, R. J., Jr.: »The Development of the Quartz Crystal Oscillator Industry of World War II«, in: *IEEE Trans Ultrason Ferroelectr Freq Control* 52, Nr. 5 vom Mai 2005, S. 694–697, abgerufen unter: *https://ieeexplore.ieee.org/document/1503957*.

The Watch Company, Inc., »Quartz Watches«, auf: WatchCo.com, abgerufen am 13. Juni 2017, unter: *www.watchco.com/quartz-watches*.

Index

M

N

O

P

R

S

Bildnachweis

Seite 33: Albert Russ/Shutterstock.com (hematite); Hapelena/Shutterstock.com (smoky quartz); J. Palys/Shutterstock.com (rose quartz, clear quartz, yellow citrine, rainbow fluorite & black tourmaline); Sergey Lavrentev/Shutterstock.com (amethyst); Verbaska/Shutterstock.com (turquoise); Mivr/Shutterstock.com (carnelian); Seite 39: Ozef/Shutterstock.com (labradorite); Vvoe/Shutterstock.com (apache tears); Albert Russ/Shutterstock.com (ruby); Seite 88: Verbaska/Shutterstock.com (rough); Afitz/Shutterstock.com (polished); Seite 89: Marcel Clemens/Shutterstock.com (rough); Phodo/iStock (polished); Seite 95: Humbak/Shutterstock.com (rough); Bestfotostudio/iStock (polished); Seite 90: PNSJ88/Shutterstock.com (rough); VvoeVale/iStock (polished); Seite 92: Shutterstock.com (rough); Seite 92: Imfoto/Shutterstock.com (rough); VvoeVale/iStock (polished); Seite 93: J. Palys/Shutterstock.com (rough); VvoeVale/iStock (polished); Seite 94: J. Palys/Shutterstock.com (rough); Verbaska/Shutterstock.com (polished); Seite 96: Ratchanat Bua-Ngern/Shutterstock.com (rough); Photo/iStock (polished); Seite 97: VvoeVale/iStock (rough); Reload Studio/iStock (polished); Seite 121: Imfoto/Shutterstock.com (rough); Byjeng/Shutterstock.com (cut); Seite 99: Vvoe/Shutterstock.com; Seite 100: Marcel Clemens/Shutterstock.com (rough); Vvoe/Shutterstock.com (polished); Seite 101: Rep0rter/iStock (rough); Vvoe/Shutterstock.com (polished); Seite 102: Miriam Doerr Martin Frommherz/Shutterstock.com (rough); Verbaska/Shutterstock.com (polished); Seite 103: Kongsky/Shutterstock.com (rough); SirChopin/Shutterstock.com (polished); Seite 104: DrPas/iStock (rough); Verbaska/Shutterstock.com (polished); Seite 105: Stefan Malloch/iStock (rough); Vvoe/Shutterstock.com (polished); Seite 106: J. Palys/Shutterstock.com (rough); Seite 107: J. Palys/Shutterstock.com (rough); Oliver Mohr/Shutterstock.com (polished); Seite 108: Kakabadze George/Shutterstock.com (rough); Olegl/iStock (polished); Seite 109: Vitaly Raduntsev/Shutterstock.com (rough); Seite 110: Mali Lucky/Shutterstock.com (rough); Madien/Shutterstock.com (polished); Seite 111: Stellar Gems/Shutterstock.com (rough); Seite 112: Vvoe/Shutterstock.com (rough); Seite 113: Only Fabrizio/Shutterstock.com (rough); PNSJ88/Shutterstock.com (polished); Seite 114: J. Palys/Shutterstock.com (rough); Nastya Pirieva/Shutterstock.com (polished); Seite 115: Michael C. Gray/Shutterstock.com (rough); Alexander Hoffmann (polished); Seite 116: Albert Russ/Shutterstock.com (rough); Vvoe/Shutterstock.com (polished); Seite 117: PNSJ88/Shutterstock.com (rough); Vvoe/Shutterstock.com (polished); Seite 118: Bigjo5/iStock (polished); Seite 119: Imfoto/Shutterstock.com (rough); TinaImages/Shutterstock.com (polished); Seite 120: VvoeVale/iStock (rough); Only Fabrizio/Shutterstock.com (polished); Seite 122: Optimarc/Shutterstock.com (rough); VvoeVale/iStock (polished); Seite 123: PNSJ88/Shutterstock.com (rough); Seite 124: J. Palys/Shutterstock.com (rough); Coldmoon Photoproject/Shutterstock.com (polished); Seite 125: Albert Russ/Shutterstock.com (rough); Nika Lerman/Shutterstock.com (cut); Seite 126: Martina Osmy/Shutterstock.com (rough); Bildagentur Zoonar GmbH/Shutterstock.com (cut); Seite 115: Andy Koehler/123RF (rough); SPbPhoto/Shutterstock.com (polished); Seite 183: Roy Palmer/Shutterstock.com (apache tears, calcite & kyanite); Marcel Clemens/Shutterstock.com (opal); Vvoe/Shutterstock.com (jasper); Albert Russ/Shutterstock.com (tourmaline); Stockcam/iStock (jade); Seite 184: Bjphotographs/Shutterstock.com (calcite); Coldmoon Photoproject/Shutterstock.com (tiger's eye); Martina Osmy/Shutterstock.com (aventurine); Seite 185: OKondratiuk/Shutterstock.com (orange aventurine); Tyler Boyes/Shutterstock.com (apatite); Jiri Vaclavek/Shutterstock.com (brown agate); Benedek/iStock (jasper); Clari Massimiliano/Shutterstock.com (Botswana agate); Vvoe/Shutterstock.com (gray aventurine); Potapov Alexander/Shutterstock.com (gray agate); Pancrazio De Vita/Shutterstock.com (smoky quartz); Seite 186: Olpo/Shutterstock.com (fluorite); Albert Russ/Shutterstock.com (garnet); Seite 187: MarcelC/iStock (apatite); Fullempty/iStock (calcite); Nadezda Boltaca/Shutterstock.com (garnet); Imfoto/Shutterstock.com (sapphire); TinaImages/Shutterstock.com (opal); Hsvrs/iStock (agate); Seite 188: Optimarc/Shutterstock.com (pink apatite); Vvoe/Shutterstock.com (pink calcite); PNSJ88/Shutterstock.com (pink fluorite); Optimarc/Shutterstock.com (rose quartz); Albert Russ/Shutterstock (purple calcite); Nantarpats/Shutterstock.com (jade); Godrick/iStock (agate); Seite 189: Vangert/Shutterstock.com (agate); Vvoe/Shutterstock.com (tiger's eye); Dafinchi/Shutterstock.com (calcite); YaiSirichai/Shutterstock.com (jade); Aregfly/Shutterstock.com (jasper); Imfoto/Shutterstock.com (garnet); Seite 190: Zelenskaya/Shutterstock.com (agate); Albert Russ/Shutterstock.com (fluorite); Miljko/iStock (jade); Seite 191: Imfoto/Shutterstock.com (aventurine); Tom Grundy/Shutterstock.com (kyanite); Reload Design/Shutterstock.com (tiger's eye); Roy Palmer/Shutterstock.com (apatite); Warunee Chanopas/Shutterstock.com (calcite); Pig photo/Shutterstock.com (fluorite); Nastya22/Shutterstock.com (agate); HelloRF Zcool/Shutterstock.com (jade); J. Palys/iStock (topaz); back cover, top to bottom: Martina Osmy/Shutterstock.com; Joannabrouwers/iStock.com; Verbaska/Shutterstock.com; Fullempty/iStock; Martina Osmy/Shutterstock.com.